検診や治療に疑問を感じている方！

「医療の現実、教えますから広めてください!!」

名郷直樹
武蔵国分寺公園クリニック院長

はじめに

科学を基盤とした医学が進歩した現代においても、有効な医療が十分普及しなかったり、有効性の認められない医療が延々と続けられたりしているという状況があります。さらにインターネットの普及により、医療に関する情報も爆発的に増加し、誰でも容易にアクセスできるようになっているにもかかわらず、あるいはそのためにこそ、有効な医療が隠され、有効でない医療の情報がどんどん拡散していく仕組みが強固になっているようにも思います。膨大な情報を前に何を信じていいのかわからないという、かえって不幸な状況を招いているのかもしれません。

この有効な医療が普及せず、有効でない医療が広く行われている現状に対して一石を投じ、少しでも有効な治療が広く普及し、有効でないものが淘汰されるような世の中にしていきたい、というのが本書の背景にあります。

その背景を踏まえ、本書全体を概観しておきましょう。まず100年以上前の「かっけ」の治療についての歴史的論争を取り上げます。有効な治療が早くから見つかっていたにもかかわらず、それがなかなか広がらなかったという歴史です。さらにその歴史的論争は、決して過去のものではなく、現代においても延々と続いていることを、がんにかかわる医療を中心に、糖尿病、コレステロールなどの話題も加え、最近の研究結果とともにお示しします。

また、現代の医療に関する研究が、どのように行われ、どのように結果が示されているのか、さらにそのデータをどう読むのかについても、平均余命やがんの臨床試験での事件を取り上げるなかで解説します。

本書で取り上げる研究結果の多くは、読者の皆さんにとって意外に思われるものが多いでしょう。しかし、それこそ有効な医療が普及せず、有効でない医療が氾濫している1つの証拠です。

もちろんそういう私こそ、デマを流している元凶かもしれないという疑いは残るでしょう。しかし、それは本書をお読みいただいてのお楽しみということで、ぜひ本文へとページを進めていただければと思います。自分でいうのもなんですが、デマかどうかということを別にしても、こんな面白い本はそうそうないですよ。

武蔵国分寺公園クリニック
名郷直樹

目次

第2章　がんの終末期にどんな医療を選びますか？

第4章　コレステロール、ビタミンCD、βカロテンの意外な事実

第5章　糖尿病との賢いおつきあい

第6章　寿命とがん

第7章　医学研究の現実

最終章　かっけの歴史に戻って

1

明治時代のかっけ研究にみる日本の医学会の体質

かっけと栄養——幕末から明治にかけ猛威を振るった

「かっけ」という病気をご存じでしょうか。詳しくは知らなくても名前くらいは聞いたことがあるかもしれません。膝頭をトンカチで叩いて診断する病気ですよね、なんて言う人も多いでしょう。

かっけというのは文字通りに解釈すれば、「脚（足）の病気」ということなのでしょう。脚の神経がやられて、しびれや麻痺が起こるのですが、そのために膝頭をトンカチで叩いても脚の筋肉が反応しなくなり、病気の診断に役立ったわけです。「トンカチで叩いて診断する病気」というのは、まさに正解なのです。

しかし、かっけは脚の病気というだけでなく、最終的には心臓にまで影響が及び「かっけ衝心」と言われる状態、今のコトバでいえば「心不全」によって亡くなります。

今ではほとんど見ることのないかっけという病気ですが、幕末には2人の将軍がこの病気で亡くなり、明治になってからは天皇もかっけにかかり、軍隊では集団発生して多くの軍人が亡くなっています。

当時の海軍のデータを見てみると、1875年の明治8年には100人中26人がかかり、そのうち陸軍では22％が、海軍においても5％が亡くなっています。また、明治16年には兵員数4673人中1212人がかっけになり、そのうち49人が亡くなるという、すさまじい状況がわかります。

この幕末から明治にかけ猛威を振るったかっけと、それをどう克服していったかについて、栄養の問題と日本の医学研究を絡めながら取り上げていきたいと思います。

原因不明でありながら治療法が先に確立

明治時代に猛威を振るったかっけですが、当時は原因不明の治療法のない病気で、多くの人が命を落としていました。しかし、原因が究明される以前にかっけは克服されます。病気の治療法がわかった後で原因が明らかにされたのです。

原因がわからないのに病気を治すことなんてできるのか……そう思われるでしょう。しかし、ウソではありません。そこに登場したのが高木兼寛《たかきかねひろ》です。日本ではあまり有名ではありませんが、かっけとの戦いの歴史のなかで世界的にもっとも有名な医師の一人です。私学医学部の名門、東京慈恵会医科大学の創設者でもあります。

高木兼寛は薩摩藩の郷士の家に生まれましたが、若くから医師を志しました。薩摩藩立の医学校で英国軍医ウィリアム・ウィリスのもと医学を学び、その後は英国に留学します。日本に帰国後は海軍病院の院長となり、海軍で起こるかっけの原因の究明と、治療の開発に取り組みました。

英国で医学を学んだ彼は、動物実験というような方法ではなく、実際の現場のどこでかっけが多く、どこでかっけが少ないかというような疫学的な手法を用い、かっけの原因を明らかにしようとします。そこに、原因が究明される前に治療が開発される秘密があります。

彼がまず注目したのは、龍驤《りゅうじょう》という軍艦の乗組員278人のうち161人がかっけに罹患し、そのうち25人が亡くなり、他の軍艦よりも患者や死亡が多いという事実でした。ここからかっけがどのように克服されていくのか。詳しくみていきましょう。

日本海軍でかっけ集団発生——解決のキッカケは間違った仮説

日本海軍の軍艦「龍驤」のかっけの集団発生を調べてみると、品川を出港、南米のカラオを経てハワイへ行くまでの間に138人の患者が発生しているのに対し、ハワイ以後は1人もいないことがわかります。この事実は日本海軍の医師だった高木兼寛の考えを強く支持するものでした。

彼はこの数字を知る以前に、かっけは英国海軍にはなく、日本海軍では兵士に多く、下士官には少ないことを突き止めていました。英国海軍は当然のごとく洋食ですし、日本海軍の士官は自分の金でたびたび洋食を食べており、水兵はほとんど洋食を食べません。そこで、「食事にかっけの原因があるのではないか」と考えたわけです。

さらに、洋食と和食の大きな違いはタンパク質の摂取量にあり、「タンパク質不足がかっけを引き起こす」という仮説を実証するチャンスを待っていたところ、このかっけの多発です。カラオまでは日本食だけを食べており、ハワイからは洋食が導入されたとしたら、彼の仮説通りです。

龍驤でのかっけの多発は、この仮説を強く支持します。もともとタンパク質が少ない日本食を食べながらカラオまで航海したのでかっけが多発し、ハワイで日本食の食材が十分に調達できず洋食を摂るようになり、タンパク質不足が解消し、かっけが発生しなくなったということです。

現在では、この仮説は間違っていたことがわかっています。しかし、間違っていたにもかかわらず、高木兼寛は海軍でのかっけの克服に成功します。そう書くと、単に運が良くて解決したのかと思うかもしれません。しかし、仮説の内容は間違ってはいたけれど、科学的な考えのプロセスこそが、この先の問題を解決していくのです。

高木兼寛が行った世界初の臨床実験

多くのかっけ患者を出した日本の軍艦「龍驤」が日本に戻った後、今度は戦艦「筑波」が航海に出ることになっていました。海軍軍医の高木兼寛は、「このままの食料で航海に出ればまたかっけが多発する。しかし、タンパク質を含む食事に切り替えれば、かっけが予防できるはずだ」と考えます。

そこで明治17年、筑波を、龍驤とまったく同じ航路で食事のみを変えて航海に出す実験を行います。人類史上初となる臨床実験の幕開けです。

筑波の食事は、彼の仮説に基づいて、タンパク質不足を補うため、毎日肉300g以上、コンデンスミルク、ビスケットなどを含む洋食風に変えられました。そして出航から1カ月半後、龍驤と同じ航路をたどり、筑波がニュージーランドに到着します。この時点でのかっけの発生は4人、いずれも軽症との報告です。しかし、龍驤でもニュージーランドまでの航海では3人の患者が発生したのみで、この時点でかっけは減ってはいません。

このあと問題が起こります。日本から持ち込んだ肉の缶詰が腐敗し使い物にならないというのです。ニュージーランドで調達した生肉もすぐに腐敗してしまいます。ただ、野菜、食肉、果物の缶詰、コンデンスミルク、砂糖などは十分補給でき、航海を続けます。

筑波は7カ月後、ハワイに到着します。龍驤はこの間に150人のかっけ患者を出したのですが、筑波では、「カッケカンジャ　ヒトリモナシ」との報告が高木のもとに届けられます。

150人の患者が0になる、実験は大成功というわけです。しかし、事態はそう簡単には進みませんでした。この結果に対し、多くの反論が寄せられたのです。

まっとうな批判による健全な議論でかっけ撲滅が停滞

日本海軍の軍医だった高木兼寛と同時代の医者の王道は、東京帝国大学医学部からドイツへ留学して、ドイツ医学を学んで日本に帰ってくるというものでした。高木の英国留学という経歴は、当時としては邪道であったわけです。

その東大卒ドイツ医学の王道のトップに、陸軍軍医制度の確立に尽力した石黒忠悳《ちゅうとく》がいます。石黒は「かっけばい菌説」を掲げ、高木の「タンパク質不足説」に反論します。石黒は、かっけは農民に少なく軍人に多いことを指摘し、「タンパク質不足が原因であれば、この事実が説明できない」と言います。さらに、地方より肉食の多い東京でかっけ患者が多いことも指摘します。確かに納得のいく反論です。

さらに東大医学部教授の大沢謙二も、「栄養不足が原因であるなら、アイルランドのような貧しい国でかっけがまったくないことが説明できない」と主張。また、同じ土地でも年によって流行しないことがある点を指摘し、「タンパク質不足説」に反論します。食事を洋食に変えた戦艦「筑波」でのかっけの減少も、流行しなかったに過ぎないと説明することもできる。少なくとも栄養の問題ではないというわけです。これもまったく妥当な批判です。

事実これらの反論に対して、「タンパク質不足仮説」を採る限り、正当な反論は不可能です。こうした〝まっとうな批判〟により、278人中161人かっけが発生し、25名が亡くなったのに対し、食事の変更で262人中32人かっけの発生、死亡ゼロという結果にもかかわらず、かっけの撲滅はなかなか進みませんでした。議論が健全であったために、むしろ問題の解決が先送りされたわけです。

科学的な態度と問題解決の乖離、この問題はいまだに解決されない現代的な問いの1つです。科学的な態度の徹底は必ずしも良い結果を生むことを保証しないのです。

米食と麦食の比較試験必要――かっけ研究と森鷗外の反論

前項で、かっけの原因として「米食」の「タンパク質不足仮説」を唱える海軍軍医・高木兼寛に対する東大グループの反論を紹介しました。そうなると、当時の陸軍軍医・森鷗外を取り上げないわけにはいきません。

小説家・鷗外について、あらためて紹介する必要もないでしょうが、医師・森林太郎について少し説明しておきましょう。

林太郎の父は津和野藩の医師でしたが、林太郎は10歳の時に家族とともに上京、12歳で東大医学部の前身である医学校に合格します。医学校の入学資格は14歳以上19歳以下と決められていたにもかかわらず、年齢を偽って合格したようです。その後、19歳で東大医学部を卒業、明治19年にドイツに留学しています。この1年前の明治18年は、高木兼寛が水兵たちが洋食を嫌うのを受けて、米麦半々の食事により、かっけを激減させた年でもあります。

明治11年から17年の間の海軍でのかっけの発生が平均32・5％、18年が12・7％、米麦半々食の導入後に0・6％という結果です。

林太郎はその後、明治21年に帰国し、翌年かっけについて論じた論文を発表しています。そこでは、米麦半々の食事前後のかっけの減少は、たまたまかっけの減少期と重なっただけかもしれず、米麦半々食によりかっけが減ったとは言えない。〝その食事による〟というためには、一兵団を半々に分け、他の生活は同じにして、食事だけを変えて比較する必要があるというものでした。

これもまた、まっとうな反論です。今流の言い方をすれば、「米食と麦食を比較したランダム化比較試験の結果を待たなければ、結論づけることはできない」というわけです。

正しい理論に基づいた〝結果的には間違った〟反論により、かっけ撲滅に至る道のりはまだまだ混乱し続けるのです。

かっけの撲滅に奮闘した医師――麦飯採用で陸軍が「変身」

海軍軍医の高木兼寛が海軍でかっけの撲滅に奮闘していたころ、陸軍でもかっけと闘う医師がいました。大阪陸軍病院院長の堀内利国です。彼は当初、かっけを伝染病と考え、患者の隔離により撲滅しようとします。しかし、効果はなかなか表れません。そんな中、部下の医師である重地正己から、「自分のかっけを麦飯によって治した」

という話を聞きます。さらに重地は、監獄でのかっけが、米飯を麦飯に替えたところ激減したという事実も知っていました。

堀内はさっそく神戸監獄に重地を派遣し、かっけの発生状況を調べました。すると、米飯を出していた明治15年には70人、16年には17人の患者が発生していますが、麦飯に替えた17年には1人も患者が発生していないというのです。さらに、大阪、三重、岡山でも同様の結果が得られます。

これは単なる偶然ではありえない。伝染病説を信じていたにもかかわらず、堀内は麦飯を陸軍にも採用することを決定します。まず、大阪鎮台という一地方部隊で兵士の食事が白米から麦飯に変更されます。明治17年の暮れ、高木兼寛の戦艦「筑波」の実験の年です。

効果は翌年すぐに明らかになります。62人の連隊のうち35人がかっけになるという状況の中、部隊全体でのかっけがゼロになったのです。262人中32人がかっけの発症という筑波の結果に比べて、はるかに大きな患者の減少です。

白米を麦飯にすればかっけを撲滅できる、そんな結果です。しかし、麦飯によってなぜかっけが減るかはいまだ謎のままです。

そして、この事実を知ってか知らでか、その半年後には洋食普及に困難を感じていた高木兼寛も、海軍で麦飯を採用するのです。

森鷗外に先駆けること3年——高木兼寛が動物実験

森鷗外が「同じ船の兵士を2群に分けて臨床試験を行わなければ、かっけが食事による栄養不足（高木兼寛はタンパク質不足説を唱えていた）によるものかどうか、結論を出すことはできない」と指摘したのは明治22年ですが、それに先駆けること3年、高木兼寛自身が犬の実験によって、自分の仮説を検証しています。

実験の概要を簡単にお示ししましょう。

彼の仮説は「タンパク質の不足がかっけを引き起こす」というものです。そこで、タンパク質と炭水化物の割合が1対4（健康食）、1対8（かっけ食）の食事をそれぞれ犬に与え、かっけの発症を比較したのです。

もちろん予想される結果は、「前者でかっけの発症が減る」ということです。

このとき2回の実験が行われていますが、2回ともそれぞれ3匹ずつの犬に健康食、かっけ食を与えたところ、1回目の実験では前者の犬はすべて健康だったのに対し、後者では1匹が嘔吐、2匹がマヒをきたし、3匹ともが死亡。さらに2回目の実験でも同様の結果で、健康食の3匹はいずれも生存し、かっけ食の3匹のうち2匹が死亡しています。わずか3匹ずつの比較試験ですが、軍艦「龍驤」と戦艦「筑波」の前後研究の結果と合わせれば、この時点ですでに「タンパク質不足」という仮説は間違っているものの、高木兼寛の言う健康食でかっけが予防できることはほとんど明らかに思えます。

しかし、この実験結果も細菌説、中毒説をとる鷗外を含む東大グループによって黙殺されます。この時、高木兼寛がタンパク質不足説にこだわらず、「とにかくこの食事がかっけを防ぐのだ」と強く主張すれば、少し結果は変わっていたかもしれません。

ニワトリの実験で否定されたタンパク質不足説

海軍軍医・高木兼寛が犬で実験を行った3年後の明治22年、西暦でいえば1889年、かっけ研究のためにインドネシアに派遣されたオランダの衛生学者・エイクマンが、新たな発見をします。

玄米に替えて白米で育てられているニワトリで、足がふらつき、そのうち歩けなくなり、さらには呼吸困難で死ぬという、人間のかっけに似た病気が発症する事実をつかむのです。

そこでエイクマンはニワトリでの実験を行います。まずニワトリに20～30日間白米を食べさせ、すべてのニワトリでかっけに似た病気を発症することを再度確認します。その後、玄米に替えるグループ、白米と米ぬかを与えるグループに分けて観察したところ、どちらのグループでもすべてのニワトリでかっけに似た症状が消えたのです。

何羽のニワトリで行われた研究かは調べきれませんでしたが、すべてのニワトリでの発症が、玄米、米ぬかですべて回復、「発症ゼロ」になるという結果です。２群に分けた臨床試験でないとはいえ、決定的な証拠です。高木の犬の実験の5年後のことです。

エイクマンは当時、以下のような仮説を立てます。「かっけは白米に含まれる物質による中毒で、玄米や米ぬかにその中毒を解毒する作用があるのではないか」というのです。

ここで、高木の「タンパク質不足説」は否定されたといっていいでしょう。しかし、このエイクマンの仮説も今の時点から見れば間違いで、まだ正解には至っていません。かっけの原因の解明と治療の普及にはまだまだ時間がかかるのです。

国内試験は麦・パン食＋肉増量で患者数ゼロに

海軍軍医の高木兼寛は犬の実験に先立って、囚人を対象にした実験を行っています。陸軍が「監獄での麦飯の導入後のかっけ減少」をもとに、麦飯によりかっけを減少させたことと関係しているかもしれませんが、よくわかりません。少なくとも、監獄の取り組みのほうが高木の実験に先んじていたというのが事実のようです。

高木の囚人食の改善方法を見てみましょう。明治16年の改善前には、主食はすべて白米で肉食が少ない状態でした。それに対し明治17年以降の改善食では、麦・パン食が加えられ、肉食が1・5倍ほどに増量されています。その結果、61％のかっけ発症率が同年に57％、2年後の明治18年には0％になったことが示されています。

囚人に対する臨床実験は海外でも行われています。明治28年（1895年）のことです。エイクマンがニワトリの実験を行った同じインドネシアで、オランダの医師監察官フォルデルマンが囚人を対象に実施しています。全員に肉を与えたうえで、白米のみを食べるグループ、白米と玄米半々のグループ、玄米のみのグループで1年8カ月の観察をしたところ、白米のみのグループでは2・79％にかっけが発症したのに対し、白米と玄米半々のグループでは0・24％、玄米のグループでは0・01％とかっけの劇的な減少を認めました。

ニワトリのかっけに似た病気が、人間のかっけと同じ状態であることもここで示されたわけです。

ここまでくると、かっけの原因は細菌ではなく栄養の問題で、「その重要な栄養素は肉食などのタンパク質不足ではなく玄米や麦に含まれる未知の成分である」ということが明らかになりました。この海外での実験結果は日本にも届きますが、さてどうなっていくのでしょうか。

陸軍の患者増加が東大グループを動かす

1889年のかっけが玄米によって消滅するというニワトリの実験の結果が日本に届いたのは、1897年、明治30年のことでした。もともとオランダ語であったこの論文がドイツ語に訳され、再報告されるのに時間がかかったのです。

この報告を受け、東大の教授・青山胤通はさっそく追試を指示します。その報告が翌年の東京医学会総会でなされますが、「ニワトリのかっけに似た病気は人間のかっけとは別だ」との内容で、かっけの予防につながる動きにはなりませんでした。

しかし、この報告の前後には日清・日露戦争があり、麦飯を食べていた海軍ではかっけがほとんど発生せず、白米を取り続けていた陸軍では30万人のかっけ患者と3万人のかっけによる死亡者を出しています。この現実は、細菌説をとる東大のグループをも動かしていきます。日露戦争後の1908年のことです。1884年の戦艦「筑波」でのかっけ予防から20年以上が経過しています。

陸軍軍医の森林太郎を委員長とする臨時脚気病調査会は、3人の委員を任命します。そのうちの1人、都築甚之助はインドネシアの研究の進んだ状況を目にし、人のかっけも玄米により治療予防されている現実を目の当たりにします。そして帰国後の1910年、日本医学会で調査結果を報告します。

その内容は、「白米飼育によって動物に発生する病気は、人間におけるかっけと同様で、米ぬか、麦によって治療予防ができる」というものでした。

しかし、この後、都築は委員を罷免されます。3万人のかっけ死亡をほとんど0にするかもしれない治療予防法がまだ採用されないのです。

農学部教授の「オリザニン」発見を無視した日本の医学者

臨時脚気病調査会が「かっけ栄養不足説」を否定し続ける中、日本でも栄養不足説に沿って研究をする人たちが現れます。その１人は前項で登場した都築甚之助で、明治45年（１９１２年）に米ぬかから有効成分を抽出し「アンチベリベリン」と名付けて臨床試験を行いました。

その結果は、１２９人のかっけ患者を対象とし、アンチベリベリンを投与したところ、全員が全治し、死亡例ゼロ、全治までの平均期間は15日と報告しています。比較対照がないものの、これまでのかっけが死に至る病であったことを踏まえれば、全員が全治したという結果は十分な効果といってよいのではないでしょうか。

そしてもうひとりが、東大農学部教授の鈴木梅太郎です。彼もまたエイクマンのニワトリの実験を追試し同様な結果を得ると、米ぬかの中にかっけを治療する成分があると確信し、その成分の精製に邁進します。都築に遅れること数ヵ月、明治天皇崩御直後の大正元年、この抗かっけ成分の精製に成功し、これを「オリザニン」と名付け論文に発表します。

しかし、またしてもオリザニンはかっけの治療に使われません。鈴木は医者でなく化学者であったため、学会で医者に向けて臨床試験を行ってくださいと呼びかけます。これに対する当時の医者たちの反応は冷淡でした。相変わらず東大グループは細菌説を唱え続け、ニワトリの病気と人のかっけが同じ病気であるとは考えませんでした。

オリザニンの臨床試験が行われ、その効果が確認されるのは1919年の京都大教授の島薗順次郎の発表を待たねばなりません。7年もの間、オリザニン精製の業績は放置され続けるのです。

日本の学者の無理解が世界的大手柄を奪った

鈴木梅太郎のオリザニンや都築甚之助のアンチベリベリンの精製は、日本のかっけ治療の研究の王道から無視され続けました。これに対して、インドネシアに派遣されたエイクマンのニワトリの研究やフォルデルマンの囚人研究によって明らかにされた玄米、米ぬか成分に含まれる栄養素によるかっけの予防治療は、その後のかっけ対策の王道になっていきます。

ロンドンのリスター研究所のフンクは、エイクマンに始まるかっけ研究に注目し、鈴木梅太郎同様、イギリス領マラヤ連邦から大量に送られてきた米ぬかから抗かっけ成分の精製に心血を注ぎます。その結果精製された成分にビタミンと名付けて発表します。１９１２年、鈴木梅太郎のオリザニンの発表とほぼ同時期です。栄養素ビタミンの歴史は、ここから始まるのです。

さらにこのフンクの研究がビタミン単一物質の精製抽出につながります。このビタミンの抽出の研究につながる端緒となったニワトリの実験の業績で（Ｐ13）、エイクマンにはのちにノーベル賞が与えられています。

もし鈴木梅太郎のオリザニン抽出後、日本がその先の研究に国を挙げて取り組み、この抗かっけ物質の同定が日本でなされていれば、ノーベル賞は彼に対して与えられていてもおかしくはありません。そうなれば、今われわれが「ビタミン」と呼んでいるものは、「オリザニン」と呼ばれていたかもしれません。

今では多くの種類が明らかにされているビタミンですが、その最初はかっけとの戦いから発見され、そこには多くの日本人が関わっていたのです。

かっけ克服の転機になった島薗順次郎のあいまいデータ

かっけ栄養不足説の反対の中心で、鈴木梅太郎のオリザニン抽出以降も臨床試験を行わず、かっけ治療の進歩に反対し続けていた東大の医科大学（当時は医学部と言わなかった）の学長青山胤通が1917年に亡くなります。これが転機になったかどうか証拠はありませんが、2年後の1919年、京都大教授であった島薗順次郎がオリザニンの臨床試験の結果を報告します。

彼はまず30人のかっけ患者を2つのグループに分け、一方には麦飯を、一方には白米を食べさせて経過を観察します。しかし結果は予想に反して、2つのグループには「著明ナル差異ヲ認ムルコト能ハザリシ」、つまり差はなかったというものでした。

東大のグループであれば、研究はここで終わりでしょう。しかし、島薗は患者が軽症であったのと、麦飯の量が足りなかった可能性を考慮して、さらに研究を続けます。

ちょうどその時、京都府男子師範学校でかっけが集団に発生し、その学生患者にヌカを1日1合もしくは茶碗に1杯食べさせたところ、1週間で患者全員のむくみの症状が軽快したと報告しています。

さらに鈴木梅太郎が精製抽出した抗かっけ物質「アルコホル」エキス、「オリザニン」の注射を最重症のかっけ患者10人に服用、あるいは注射したところ、7人が改善し治癒に向かいます。ただし3人には効果がないという結果でした。

そのため島薗の論文の結論は「脚氣ニ對シテ『ヴィタミン』ガ効力アリヤ否ヤノ重

大問題ヲ解決スルニハ、其例尚少數ナルヲ以テ此ニハ未ダ論決スルニ至ラズ、更ニ經驗ヲ重子ントス」というあいまいなものになってしまいました。

しかし反対派の中心にあり、巨大な権力をふるっていた青山の死後、これまで無視されてきた明確なデータと比べるとあいまいなデータが、かっけ克服の転機になっていくのです。

人体実験によるかっけの実証は慶應大学でなければできなかった

島薗順次郎のいささかパッとしない「オリザニン」の臨床試験の2年後の1921年、東大から移って慶應大の助教授となった大森憲太が、新たな実験を行いました。

彼は東大時代に米ぬかエキスの大量投与によるかっけの治療を経験しており、慶應大に移って間もなくオリザニンによるかっけの治療を行い、その効果を確認します。

そのころすでに欧米ではこの「オリザニン」を「ビタミンB1」として同定し、食品中の含有量などが測定されていました。そこで大森は、オリザニン、つまりビタミンB1を含まない食事を摂らせて、かっけが発症するかどうかの人体実験を計画したのです。

その実験は自分を含む3人の健常者に2週間から40日間のビタミンＢ１欠乏食を摂らせ、かっけになるかどうか観察したものですが、３人ともにかっけの症状の出現が確認され、ビタミンＢ１の摂取により症状が改善しました。これはそもそも症状が出たときにビタミンＢ１を飲ませればすぐに良くなるという確信がなければできない実験です。

ここに、ようやく日本においてかっけの原因がビタミンＢ１欠乏だということが明らかにされました。この実験は、反東大の雰囲気のあった慶應大だからこそできた実験だったともいえるでしょう。

圧倒的な証拠を示したにもかかわらず、海軍にあって無視され続けた高木兼寛、陸軍軍医本部の「ばい菌説」の前に無力だった堀内利国、東大にあって委員を罷免された都築甚之助。皮肉なもので、それに比べれば貧弱なデータしか出せなかった京都大の島薗順次郎の臨床試験、効果があることが確信できなければ行えないような慶應大の大森憲太の人体実験に至り、ようやく世の中は動いていくのです。

かっけの臨床試験――大森憲太式はなぜ問題なのか

前項で、麦飯と白米でかっけの発症を比較した島薗順次郎の方法を「臨床試験」と書き、ビタミンB1欠乏食でかっけを発症させて、その後ビタミンB1の摂取で回復するかどうかを検討した大森憲太の方法を「人体実験」と表現しました。

しかし、厳密にいえば、どちらも臨床試験であり、人体実験です。臨床試験というと「良いもの」で、人体実験は「やってはいけないもの」というのが大ざっぱな印象だと思いますが、医療の効果は、試験管や他の動物による実験では本当の意味で効果は判定できず、人体での実験をしなければならないというのが重要なところです。つまり、医療行為の効果の判定には人体実験が不可欠で、問題はその方法が倫理的かどうかということです。

その倫理的視点で2つの研究を見てみると、島薗の方法は、現代の臨床試験でも用いられる麦飯の治療効果を判定するための比較対照試験ですが、大森の方法は健康な人に病気を発症させる、治療でない部分を含むため、倫理的には現代では認められにくい方法です。

その点を加味して、島薗の方法を「臨床試験」、大森の方法を「人体実験」と書いたのですが、前者は倫理的な人体実験、後者は非倫理的な人体実験であり、どちらも人体実験に他なりません。

しかし現代でも、ワクチンを接種した人としない人の両方にノロウイルスを摂取させ、発症が予防できるかを検討したランダム化比較試験もあり、倫理的と非倫理的の境目には、微妙なところがあるのも事実です。

その後のかっけ減少までの長い道のり

長々とかっけについて書いてきましたが、そろそろ終わりが近いようです。

都築甚之助がアンチベリベリンと呼び、鈴木梅太郎がオリザニンと名付け、フンクがビタミンと呼んだ抗かっけ物質は、1926年、オランダのヤンセンとドナースが単一物質として結晶分離に成功します。

今更ですが、この物質はビタミンB1と呼ばれるものです。かっけはビタミンB1欠乏症で、その補充により容易に治癒することが今では明確になっています。しかし明確になるまでの道のりは、あまりに長いものでした。

「脚気病院」が設立された1878年には、陸軍では1000人あたり376人、海軍でも323人のかっけ患者が発生しています。そこへ陸軍では一時的ではあるものの、堀内利国が麦飯により大阪の小部隊のかっけをなくし、海軍では高木兼寛が登場し、洋食、麦飯の導入で1887年にはかっけをほとんど撲滅します。しかし、陸軍ではその後もかっけは発症し続け、日本全体でも毎年1万人前後がかっけで命を落とすという状態が1940年ごろまで続きます。

陸軍では1928年にようやく胚芽米を導入し、かっけが減っていきます。しかし日本全体でかっけがなくなるのは1960年以降のことでした。

その背景には森林太郎や青山胤通など東大グループの、権威に基づくだけで「理論を重視して事実を見ない」という科学的と言えない態度があります。そして、かっけ撲滅に大きな役割を果たした高木兼寛は、日本人にさえいまだほとんど知られていません。私が思うに、野口英世がお札になるなら、まずその前に高木兼寛ではないかと思います。いまだ医療界は権威中心の暗黒時代が続いているのかもしれません。

「根拠に基づく医療」はかっけ論争の反省抜きには語れない

長々と取り上げてきたかっけの論争は、日本の医学の歴史を語る上でもっとも重要な事件であるだけでなく、医療自体の基盤にあるもっとも根本的な考え方そのものを問う点において、重大な教訓をはらんでいます。

その教訓は何も難しいことではなく、古くからあることわざですでに述べられています。「論より証拠」ということです。

「証拠」というと誤解を生じるかもしれません。森林太郎らの東大グループが、高木らに対して「洋食や麦飯がかっけを予防する科学的証拠がない」と言って反論し続けたのは、ここでは「論理がわかっていない」という批判でした。そのため、ここでは「論理の証拠より事実の証拠」といったほうが正確でしょう。

この森林太郎らの論理の証拠でなく、高木らのような事実での証拠を重視する流れは、医療全体でも長く軽視されており、それが本当に評価されるべきものとして強調され始めたのは、実は、１９９０年以降のごく最近にすぎません。この流れこそが「ＥＢＭ＝Evidence-Based Medicine（根拠に基づく医療）」です。

ＥＢＭの出現当初も、「根拠に基づかない医療などあるわけがない」などという批判がなされたわけですが、この批判は、相も変わらず試験管や動物実験での論理の証拠を重視し続けるグループが、現在の日本の医学研究の中心にいるという「かっけ」時代から変わらぬ状況が続いている証拠で、このかっけの論争が現代でこそ再度取り上げられるべき事件であることを明確に示しています。

現代の医学にいまも色濃く残る「論理重視」の風潮

「論理を証拠とするのが科学的」——。つまり原因を突き止めなくては医療を行うことができない、という考え方は一見科学的なように思えます。しかし、原因を突き止めるためには、事実の詳細な観察と検討が必要です。常に先立つ事実があり、その事実に照らして論理を構築していくのであって、事実がなければ論理を構築することはできません。

洋食や麦飯やぬかによって、「かっけがゼロになった」という多くの事実に沿って論理は構築されなくてはなりません。その事実が示すものは、常に真実とは限りません。バイアスや偶然に影響された見せかけのものにすぎないことも多いのです。しかし、少なくとも論理だけで科学的な決着がつくというような考え方は、医療の有効性を考えるときに全く非科学的なものなのです。

もちろん、事実だから科学的ということでもありません。高木兼寛の実験も、「たまたまその時にかっけが流行しなかっただけ」という可能性をその時点では排除できなかったわけです。そういう意味では、島薗や大森の比較対照試験の結果まで科学的な決着を見ていないという考え方は、現代から見ても妥当といっていいものです。

ただ問題は、そうした結果が出た後も、医学会の方向性が変わらず、論理による証拠ばかりを重視し続けたことで、それは現代の医学にもまだ色濃く残っているのです。とりわけ日本においては、多くの臨床医が試験管内の実験や動物実験に携わり、臨床試験を軽視してきた歴史があり、その傾向が強いのです。

「根拠に基づく医療」の授業は臨床医が行うべきではないか

私が医学部で教育を受けたのは今から30年以上前の１９８０年代です。その時に「かっけ論争」について学んだ記憶はありません。

しかしはっきりしていることは、私が受けた医学教育は、どのようなメカニズムで病気が起き、どのような仕組みで薬が効くのか、という論理ばかりだったということです。

当時の医学教育も明治時代と同じく「事実より論理」に重きが置かれている状況だったのです。かっけ論争の反省がどこにも見当たりません。

この事実は、東大を頂点とする医学教育の王道が、かっけ予防についての間違いを全く反省せず、何事もなかったかのように論理偏重の医学教育を延々と続けていた、ということを示しています。

しかし、最近の医学教育では変わりつつあります。事実の証拠を重視するＥＢＭ（根拠に基づく医療）についての教育が、大部分の医学部で行われるようになってきています。私自身もいくつかの医学部と薬学部でＥＢＭに関する講義を行っています。

とはいえ、まだ問題はあります。医学部でのＥＢＭの講義の大部分は、内科や外科などの臨床医によって行われることは少なく、公衆衛生の分野の臨床医でない人たちに委ねられている場合が多いのが現状です。

論理による証拠だけでなく、事実による証拠に基づく医学教育が、公衆衛生の医師でなく、臨床医の手によって行われ、臨床医学全体に、さらに深く、広くＥＢＭが浸透していくには、まだまだ時間がかかりそうです。そのためにこそ、かっけ論争はすべての医学生が学ぶべき内容だと思うのです。

そしてまた、論理が優先される医学においては、論理に合わない事実を前にすると思考が停止し、下手をすればその事実を無視してしまいかねない危険をはらんでいる。それを、患者さんとなる読者の方たちにも知っておいて欲しいのです。

ディオバン事件、もう1つの側面――かっけ論争から何も学ばず

今から5年前の２０１３年、「ディオバン」という降圧薬の臨床試験でデータの捏造が明らかになりました。慈恵医大、京都府立医大、千葉大（関係者はのちに東大へ異動）、滋賀医大、名古屋大の５つの大学が関係し、その一部でディオバンでないグループで心疾患や脳卒中が多くなるように、データが作り替えられたことが明らかになっています。

その最初の報告である慈恵医大の研究では、ディオバンを使えば心疾患や脳卒中が39％も少ないという、でたらめな報告をしたのです。

この事件には、高木兼寛が創立した慈恵医大と森林太郎の東大のどちらもが関わっています。かっけの事件との違いは、慈恵医大も東大も事実の証拠を軽視し、論理の証拠を重視していたことです。これでは高木の霊は浮かばれないでしょう。

このディオバンに関わった研究者は主に試験管や動物実験を行う基礎研究者たちで「正しいのは論理であって、論理に合わせて事実などねじ曲げてしまえばよい」、そんなふうに考えていた節があるように思えてなりません。彼らがかっけの論争についてきちんと学んでいれば、この事件は起きなかったのではないかと思います。

しかし、慈恵医大の学生に聞いたところによれば、慈恵医大でかっけの歴史は入学最初に大きく取り上げられ、高木兼寛の業績がきちんと教育されているということでした。にもかかわらず、慈恵医大の教授が、そのかっけ論争から何も学んでいないような行動をとったというのが、ディオバン事件のもう1つの側面です。

ディオバン事件のその後――日本では論文捏造は罪にならず？

ディオバン事件は、高木兼寛の業績が今の医学会においても無視され続けている現状をあからさまにしています。論理の証拠を重視し、事実の証拠を軽視し、「事実など捏造してしまえばよい」という変わらぬ状況です。彼が設立した慈恵医大の慈恵心臓研究が、その最初の研究であったことは象徴的ともいえるでしょう。

この事件の発端の1つは、慈恵医大の研究が掲載された「ランセット」という医学誌へのある投稿でした。この投稿は京都大学の循環器内科の医師より送られたもので、慈恵医大に続いて報告された京都府立医大の研究論文の血圧データが、ディオバンのグループと比較対照の他の降圧薬のグループであまりにぴったり一致していて、統計学的にはあり得ないという指摘です。

やがて研究に関わっていた大阪市大の研究員が実は元ノバルティス社の社員であることが判明し、事態は大きく動いていきます。これらの事実を重く見た日本循環器学会が検証に動き、さまざまなデータ捏造が、ディオバンに関わる5つの臨床試験で明らかになっていきます。

その後、ディオバンの発売元であるノバルティス社とデータ捏造を行ったとされる元社員とが告訴され、訴訟となりましたが、2017年3月16日、東京地方裁判所は、元社員、ノバルティス社双方に無実を言い渡しました。元社員が意図的にデータの水増しや改ざんをしたと認定したものの、学術雑誌に掲載された論文に捏造があったとしても、薬事法で禁じられた誇大広告にあたるものではない、裁判所の判断もそのようなものだったのです。

ディオバン事件と東大——かっけ予防の教訓は生かされているのか

ディオバン事件についての記述の最後に、慈恵医大を設立した高木兼寛らの研究結果を無視し続け、かっけの予防を最後まで邪魔した東大が、この事件にどのように関わったかをまとめておきたいと思います。

ディオバンにまつわるデータねつ造は、日本循環器学会の追及により明らかになった面が大きいのですが、当時の学会代表理事は、東大の元循環器内科教授、そして名誉教授、私の母校でもある自治医科大学の学長でした。さらにはその門下である東大の循環器内科医師が、日本循環器学会誌に掲載された京都府立医大の論文の血清ナトリウムやカリウムの値がありえないような数字になっていることを指摘しました。このことが事件解明の大きなきっかけになりました。

このように東大のグループが事件解明に大きな役割を果たしています。高木兼寛の業績は、自らが設立した慈恵医大で軽視され、むしろ東大において報われたという皮肉な結果といえるかもしれません。

しかし事態は複雑です。千葉大においてディオバン事件にかかわった教授は、その後大阪大学を経て東大の循環器内科の教授になり、２０１８年現在、日本循環器学会の代表理事です。東大の一部においてかっけの論争は活かされているかもしれませんが、その王道はまだまだ論理重視の暗黒時代です。千葉大時代の論文こそ撤回されたものの、この教授は、ディオバン事件に対する自らの関わりについて、説明責任を果たしているとは思えません。それに対し東大は何ら行動を起こしているようには見えないのです。

敗血症にはビタミンCとB1が有効との最新研究が

かっけにおける高木兼寛の研究は、洋食を導入した前後で戦艦の乗組員のかっけがどれくらい予防できるかというものでした。これは「介入前後研究」と呼ばれ、現在でもしばしば用いられる方法です。ただし、治療効果評価の王道であるランダム化比較試験に比べて、バイアス（考え方や意見に偏りを感じさせるもの）の影響を受けやすいという決定的な問題があります。高木らの研究に対して、森林太郎が指摘したのはまさにこの点でした。かっけの予防効果が、日本食を洋食に変更したためというには、かっけが多発した戦艦「龍驤」とかっけがほとんどなかった「筑波」において、日本食、洋食以外には何一つ違いがあってはいけないわけです。他に何か違いがあれば、かっけ予防の効果は食事の違い以外によるものかもしれないからです。

こうした隠れた因子の違いを除くことができる点で、ランダム化が用いられるようになったのですが、すべての治療効果がランダム化比較試験で検討されるべきというわけでもありません。ランダム化比較試験が行われなくても、かっけに対する洋食、麦飯やぬかの効果はすでに明らかだったことをここまで長々と書いてきたわけです。

そこで２０１７年に発表された論文に、敗血症という40％が死亡する重症疾患に対して、ビタミンCとビタミンB1を投与する前後で、40・4％の死亡率が8・5％にまで減少したというものがあります。かっけと同じビタミンB1が、介入前後研究という同じ検討方法で登場したのはおそらく偶然でしょうが、この研究もまた限界のある手法のため、かっけと同様な論争が予想されます。

ランダム化比較試験は常に適切な方法といえるのか

その研究法は、介入前後研究によるものでバイアスの可能性があります。そこでバイアスを除いて科学的に検討するために、ランダム化比較試験が必要である、というのが現在の治療効果評価の科学的な流れです。

しかし、実際にランダム化比較試験を行う場合には、参加してもらう敗血症患者もしくはその家族に参加の同意を得る必要があります。介入前後研究という問題のある方法とはいえ、40・4％の死亡率が8・5％にまで少なくなったという事実を説明して、比較試験の対照群、つまりビタミン投与を受けないグループに割り付けられることを納得できる患者がいるでしょうか。副作用の危険が不明な新薬ならまだしも、通常の食事でも摂っているビタミンCやB1に副作用の危険は少ないでしょう。

私が敗血症になったとして、このビタミン投与のランダム化比較試験への参加を打診された場合、試験への参加に関係なくビタミン投与をお願いしたいという気持ちになって、試験への参加は見送るのではないかという気がします。

〝ビタミンが敗血症にどう影響しているか解明され、背景が同じグループで検討されなくては科学的に有効というわけにはいかない〟。そんな森林太郎のような批判が出ること自体は健全です。

しかし、介入前後研究のような問題のある方法でしか検討されていなくても、大きな効果が示された時には、現代においてさえランダム化比較試験を行うのは難しい状況があります。その時にかっけの論争が大いに参考になるのです。

〔参考図書：『模倣の時代』上下巻、板倉聖宣、仮説社〕

2

がんの終末期にどんな医療を選びますか?

「緩和治療」は高額な画期的抗がん剤と同等の効果がある

手術、抗がん剤、放射線治療など、がんそのものに対する治療だけでなく、がんに伴う苦痛に対する治療も重要です。これを一般的には「緩和治療」と呼びます。

この緩和治療に対して、多くの人は「がんが進行し、末期の状態となって治療効果が期待できず、苦痛をとる以外にできることがない状態に施されるもの」とイメージされている面があります。しかし、必ずしもそうではありません。

抗がん剤の副作用による苦痛の軽減も緩和治療の重要な側面です。副作用の軽減が治療継続のために重要で、副作用に対する緩和治療がうまくいかないと、抗

図1　早期からの緩和ケアで生存期間も長くなる

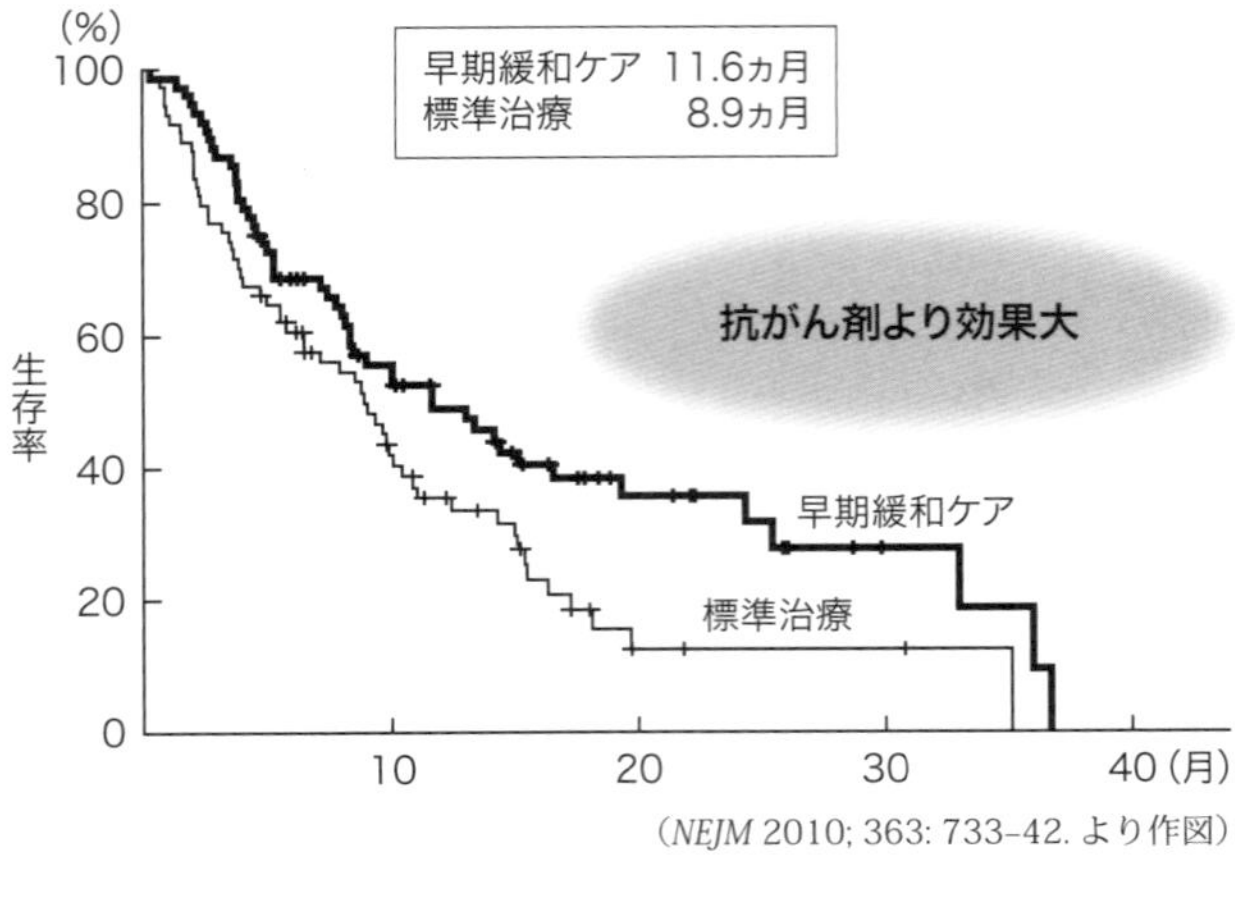

（*NEJM* 2010; 363: 733–42. より作図）

がん剤の治療継続が困難になってしまいます。その点で、緩和治療には直接的な延命効果はないとしても、抗がん剤の効果を最大限にし、間接的に生存率を上げる効果があるといってもいいでしょう。

がん治療が終わり、緩和ケアのみを行っている患者についても、意外な研究結果がランダム化比較試験で示されています。末期の肺がん患者に対し、「早期から緩和ケアチームによるケアを提供するグループ」と「提供しないグループ」で生存率を比較したところ、緩和ケアを早期から提供したグループで生存期間が2・7カ月長かったというのです（図1）。

画期的な抗がん剤といわれるニボルマブの生存期間に対する効果が平均すれば3カ月ですから（P234参照）、早期の緩和ケアの提供は寿命を縮めるどころか、ニボルマブに匹敵する効果があるのです。それにもかかわらず早期の緩和ケア導入がなかなか進まない現状は、かっけの治療が普及しない過去と重なります。

がん患者は介護者がいると寿命が縮む？

緩和ケアが肺がん患者の寿命を延ばすという研究結果がある一方、意外な研究結果もあります。

この研究は、進行がんの患者を対象に、「緩和ケアを診断直後から早期に導入するグループ」と「3カ月後に導入するグループ」で、患者の生存率や介護者のうつ症状などが改善することを示したランダム化比較試験です。

研究に参加した患者の中には、介護者がいなかった人も含まれており、介護者の有無によって患者の生存率に差があるかどうかを後付けで解析しています。その結果は、「介護者のいる患者で生存率が高いのでは」という予想に反し、「介護者を持つ患者」で1・52倍も死亡リスクが高いというものでした。さらに、「結婚しているか否か」で分析してみると、「結婚している患者」で2・92倍も死亡リスクが高く、「結婚せず介護者もいない」患者でもっとも生存期間が長いという結果でした。

ただ、これはランダム化比較試験そのものの結果ではなく、この研究に参加した対象者中、「たまたま」介護者がいる患者といない患者で比較したものですから、何か大きなバイアスの可能性もあります。

もっとも考えやすいのは、「介護者がいたり、結婚している患者は、より重症だったのではないか」ということですが、この研究では「重症度に大きな差はなかった」となっています。バイアスでないとすると、「介護者に対する後ろめたさ」などのストレスが、患者自身を追い詰めて予後を悪化させているというような仮説も立てられるかもしれません。

いずれにしても、〝介護者がいないことが意外に生存にとっていいかもしれない〟という研究結果は心に留めておきたいものです。

大橋巨泉さんの死因はモルヒネ系鎮痛剤の誤投与なのか

タレントの大橋巨泉さんが亡くなりました。最期の最期まで世の中に発信し続け、戦い続けたことは見事というほかありません。

ただ、その時の夫人のコメントが、緩和医療の現場を揺るがしています。

「先生からは『死因は〝急性呼吸不全〟ですが、その原因には、最後に受けたモルヒネ系の鎮痛剤の過剰投与による影響も大きい』とうかがいました。もし、ひとつ愚痴をお許しいただければ、最後の在宅介護の痛み止めの誤投与がなければ、と許せない気持ちです」というコメントがネット上で流れています。

こうした発言の影響力は大きく、日々、在宅医療の現場で多くのモルヒネ系鎮痛剤を使っている身としては、ひとこと言っておかないと、という感じです。

モルヒネの副作用として、「呼吸が抑制される」というものがあります。その呼吸抑制が死因のひとつというのはあり得る話です。痛みのコントロールが十分でないために投与量が多くなる、あるいは痛みがひどく短時間で薬の量を増やす場合など、呼吸抑制を経験することはしばしばあるからです。

しかし、緩和医療の現場において、モルヒネ系鎮痛薬の効果は絶大です。本書のP40でも取り上げたように、モルヒネによる鎮痛を含む緩和ケア全体では、最新の抗がん剤に匹敵する生存期間の延長も示されています。私自身、副作用に十分注意しながら、呼吸不全を恐れて痛みが十分にコントロールできないなんてことにならないよう、今後も多くのモルヒネ系鎮痛剤を使っていくつもりです。

モルヒネを使わない医者はダメ医者です。その上手な使い方こそ、われわれ臨床医が問われていることなのです。「上手に使いますから大丈夫です」――。そんなふうに言って、患者さんに受け入れてもらえる医者になりたいものです。

がん終末期の点滴に医学的効果は期待できない

末期がんの患者さんで、食事が摂れなくなり、ベッドで横になっている時間が多くなると、もうあと数週間というのが平均的な経過です。

　こうした状況でしばしば問題となるのが、点滴をするかどうかです。本人はともかく、付き添いの家族は「最低限、点滴くらいは……」という気持ちになることが多いでしょう。現実の診療の場でも、家族の希望を受けて、私自身点滴をすることはよくあります。しかし、終末期の点滴の効果については意外な研究結果が示されています。

　この研究は、終末期で食事が摂れず、脱水症状がある患者を対象に、1日「1000cc の点滴をするグループ」と「100cc の点滴をするグループ」を比較して、「だるさ」「眠気」「幻覚」「筋痙攣」の症状の変化で効果を検討しています。結果は2つのグループに症状の差はありませんでした（**図2**）。

図2　終末期患者の点滴の効果

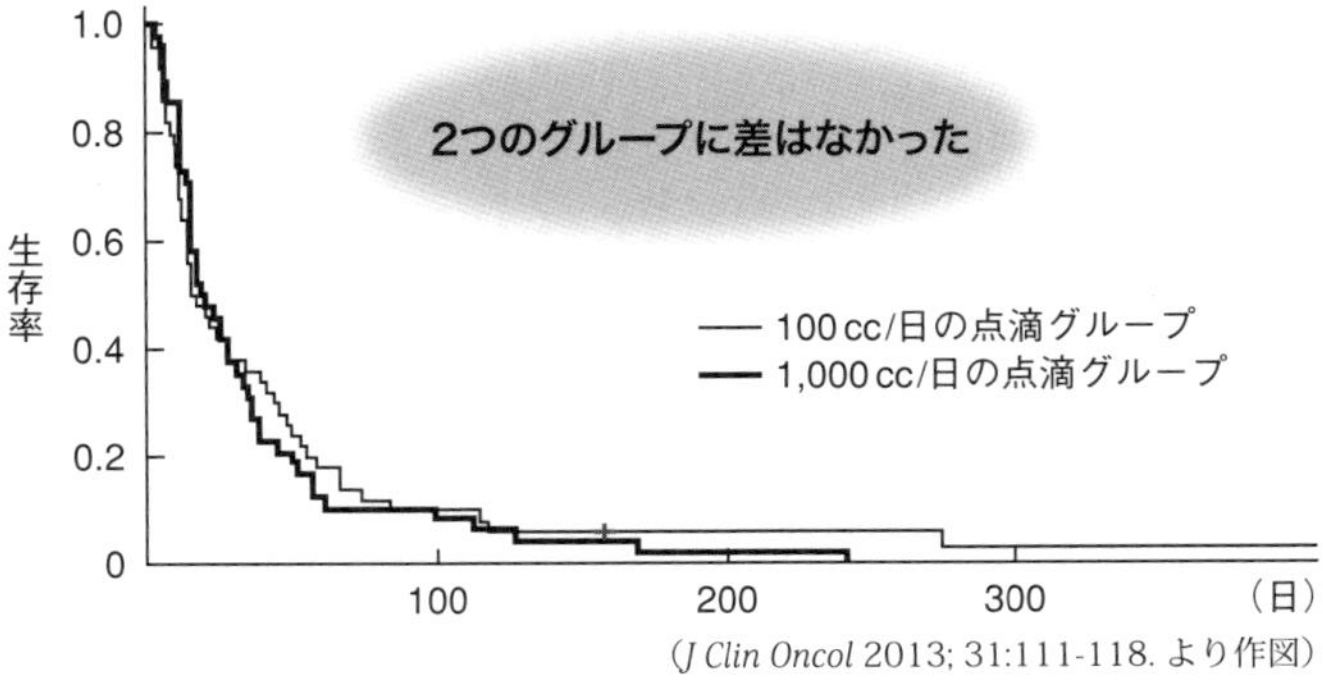

（*J Clin Oncol* 2013; 31:111-118. より作図）

点滴するためには、針を刺す時の痛みもあります。点滴中は管につながれて、動きが制限されます。むくみや腹水を増やす危険もあります。点滴にはそうしたデメリットが明らかなわけですが、少なくともそれを上回るような症状の改善は示されなかったのです。

さらに、この研究では生存期間についても比較していますが、どちらも「平均17日」と差を認めませんでした。

終末期患者に対する医療の現場では、まだまだ多く使われている点滴ですが、医学的な効果を期待することはできません。だから、点滴をしないからといって、患者さんをないがしろにしているなんて思う必要はないのです。

むしろ点滴を避け、ゆっくり話ができたりすることのほうが、家族にとっても患者自身にとっても、安心につながる行為なのかもしれないのです。

終末期の患者にとって「在宅酸素療法」は意外に効果がない

死期が近づき、残された時間が数週間という状況になると、心臓や肺の機能も低下し、体の酸素濃度も下がってきます。酸素の治療は現在では在宅でも容易に導入でき、半日もあれば自宅に酸素の機械を設置することができます。

こうした終末期の酸素低下に対しては、この在宅酸素療法で対応可能と思われるかもしれません。しかし、点滴と同様、ここでも研究結果は意外な事実を示しています。

終末期の酸素の効果も、点滴と同じくランダム化比較試験により検討されています。この研究は、余命が1カ月程度と予想される終末期の患者を対象に、「毎分2リットルの酸素を流すグループ」と「毎分2リットルの空気を流すグループ」に分けて、朝夕の呼吸困難の程度を7日間にわたり比較しています。

その結果は、朝の呼吸困難症状の変化は、酸素を流したグループで20％の改善に対し、空気を流すグループで15％の改善でした。数字の上では酸素投与のグループが勝っていますが、統計学的な差はないという結果です。

では、夜の症状はどうでしょうか？　前者で7％、後者で11％と、むしろ空気を流したグループで改善度が大きい傾向にあります。

在宅酸素療法の導入は、多くの呼吸困難の患者の症状をやわらげます。

しかし、終末期の患者にとっては、症状をほとんど改善しないばかりか、チューブにつながれ、医療費の負担を増やすだけの〝有害な医療〟かもしれません。少なくとも、酸素が足りないのだから酸素を吸わせてあげればよいという単純な話でないことは明らかなのです。

終末期の呼吸困難患者にモルヒネは有効なのか

前項で、「終末期の患者さんの呼吸困難に酸素の効果はなさそうだ」という研究結果を紹介しました。では、終末期の患者さんに効果のある治療はないのでしょうか。

ここでは、呼吸困難に対する「モルヒネの効果」を検討した研究結果を紹介しましょう。この研究は、複数のランダム化比較試験を統合したメタ分析という方法を用いています。たまたま良い結果が出たかもしれない一つの研究結果ではなく、多くの研究を統合して検討していますから、より信頼性が高い方法といっていいかもしれません。ただ、1つ1つの研究の質が低ければ、全体としての結果も怪しくなり、メタ分析の結果であれば大丈夫というものではありません。

この論文では18の研究を合わせて、終末期の呼吸困難のある患者に対するモルヒネの効果を検討しています。このうち7つの研究では呼吸困難症状の改善の度合いで効果を検討していますが、モルヒネ投与したグループと投与しないグループでは、改善の度合いはほとんど変わらないという結果でした。

しかし、投与後の呼吸困難のスコアの点数そのものを比較した11の研究の統合では、モルヒネグループのほうが0・3点ほど呼吸困難の症状が少ないというものでした。ただ、この0・3点というのは呼吸困難を10点満点で表した時の差ですから、極めて小さい差に過ぎません。実臨床では、1点以上の差がなければ症状が良くなったとは実感しにくいと思われます。

さらに、この分析に使われた1つ1つの論文の質は低く、さらなる研究が必要だと述べられています。大きな効果を期待できないということは明らかなように思われます。呼吸困難の対処は、酸素やモルヒネではなかなか難しいのです。

終末期の呼吸困難患者には風を顔に送ることが有効

終末期の呼吸困難には、酸素やモルヒネの効果はあまりないか、あっても小さなものであることを研究結果は示しています。そんな希望のない状況ばかりお伝えしてきましたが、意外な結果を示した治療があります。

この研究は、がんを含む呼吸困難のある患者を対象に、手持ちの扇風機で、「顔→足の順で5分ずつ風を当てるグループ」と、「足→顔の順で5分ずつ風を当てるグループ」で、「VAS」（視覚的評価スケール、0を「呼吸困難なし」、100を「経験した最大の呼吸困難」とした場合、10㎝の直線上でどこに位置するかを患者自身が示す）により、呼吸困難の程度が改善したものの割合を比べています（**図3**）。

最初に顔に風を当てたグループでは、直後に呼吸困難が10㎝のスケールで1㎝以上改善したものの割合が29％、10分後には40％であったのに対し、最初に足に風を当てたグループでは、直後で2％、5分後でも3％しか改善しなかったという結果でした。

ただ、改善の度合いの平均値で見ると、顔に風を当てたグループでも直後で0・7㎝、10分後で1㎝改善しているにすぎず、酸素やモルヒネの効果と似たような小さなものかもしれません。しかし、顔に風を当てるのは、酸素やモルヒネに比べ副作用の危険が小さく、自宅の扇風機を使えばコストもかかりません。とりあえず試みていい治療法ともいえます。実際、患者さんにやってみると、多くの患者さんは「ああ気持ちがいい」と言ったりします。特に夏の時季では意外に効果が大きいかもしれません。

図3 VAS（視覚的評価スケール）

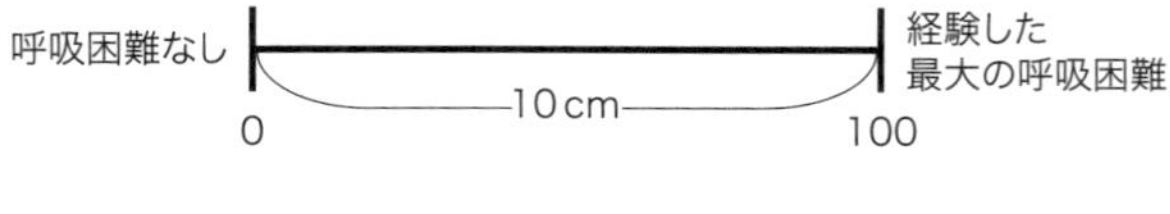

でも、「扇風機に当たると気持ちいいよね」……みたいな当たり前のことをわざわざ研究する必要があるのかといわれると、確かにそうかもしれませんね。

緩和ケアにおける「ステロイド」の効果と副作用

緩和ケアにおいて、「モルヒネ」と並んでしばしば使用する薬に「副腎皮質ホルモン」（ステロイド）があります。ここではその効果と副作用について、米国での研究を取り上げましょう。

この研究は、疲労感を訴える進行がんの患者132人を対象に、ステロイドの1つである「デキサメタゾン」（一般名）を飲むグループと、プラセボ（偽薬）を飲むグループに分けて、疲労感に関連する症状のスコアをランダム化比較試験で比較しています。

2週間の投与の後、15日目に疲労感を0～4点の5段階で評価した13項目のスコアの合計の変化を評価しています。デキサメタゾン群で平均9・0の改善、プラセボのグループでは3・1の改善で、デキサメタゾンで改善度が6点程度、統計学的にも高いという結果でした。

しかし、この研究結果にはいくつか問題があります。1つは当初132人を対象にして始められましたが、最終的に分析に組み入れられたのは84人に過ぎません。デキサメタゾン群では5人が治療継続を途中で拒否、16人が治療を中止、副作用や入院で8人が脱落するなど、多くが分析から除かれています。つまり、この結果は「2週間の治療を継続できた60％程度の患者でどのような効果があったか」を調べたということに過ぎません。

副作用については、程度の重いものについて見てみると、プラセボ群11に対し、ステロイド群17と統計学的な差はないものの、ステロイド群で多い傾向にあります。その内訳は、「全身倦怠感」と「痛み」の副作用です。

疲労感に関するステロイドの効果は、副作用なく飲み続けることができれば十分期待できそうです。これは、臨床現場での実感にもよく一致しています。

欧米で人気――「尊厳療法」の効果と日本での反応

欧米で有効性が広く認められている終末期の治療として、「Dignity Therapy」（尊厳療法）というものがあります。終末期の患者がこれまでの人生を振り返り、残される人に対するメッセージを届ける治療法です。インタビュアーとの面接を記録して文書に取りまとめ、それを患者自身が確認したうえで、家族や友人に手渡したり、送り届けたりします。

これまでもっとも印象に残った出来事、もっとも大切に思っていること、人生から学んだこと、残される人に伝えたいことなどが文書化されます。ビデオや録音を使用するケースもあります。

この治療法の効果はランダム化比較試験で検討されています。余命6カ月以内の末期がん患者を対象に、「標準的な緩和ケア」と「患者中心のケアという精神療法」とを比較して、「尊厳のスコア」「不安・うつのスケール」「生活の質」などを検討しています。その結果「尊厳療法」でもっともスコアが良いことが示されました。

しかし、日本で「尊厳療法」を行おうとしたところ、対象者の大部分がこの治療を拒否したという研究結果が報告されています。

「死ぬことがわかっているのに、どうしてわざわざこんなことを勧めるのか」「死について考えたくない」というのが、主な拒否の理由だったようです。自分自身のこととして考えてみても、死が迫った状況で、他人に改めてこれまでを話すというのはむしろ気が重い感じがします。最後はやはり本当のことを言わなければ……みたいな感じもイヤな気持ちがします。

死が迫った時こそ、死をとりわけ問題にしないという日本人の対応方法は、意外にいい方法なのかもしれません。

終末期治療の「平均的効果」と「個別効果」

これまで取り上げてきた終末期の患者に対する治療の効果についてまとめてみると、以下のようになります。

・早期の緩和ケア導入は、生活レベルを改善するばかりでなく、寿命を縮めるというよりむしろ延長するかもしれず、平均すると年間の薬剤費が数千万円に達するような抗がん剤に匹敵する効果がある。
・終末期の酸素投与は、チューブにつながれる不都合を上回るような効果を期待することは困難かもしれない。
・終末期の点滴も効果がはっきりしないばかりか、浮腫や腹水を増やすだけかもしれない。
・副作用の点でしばしば敬遠されるモルヒネやステロイドホルモンは、副作用に注意すれば害を上回る効果が期待できる場合が多い。

こうした現状を考慮すると、終末期のがん患者にお勧めできるのは、まず副作用に注意しながらのモルヒネ、ステロイドの投与です。そして、その場のつらい症状をコントロールすることで、抗がん剤や点滴や酸素は状況に応じて個別に考慮する――というところです。

ただ、これはあくまでも一般的な話です。個別の状況では、モルヒネの副作用である便秘、嘔吐、呼吸抑制でひどい目に遭ったり、ステロイドホルモンで胃潰瘍や糖尿病が悪化して困ったり、逆に酸素や点滴で楽になったり、抗がん剤で転移も含めてがんが消えてしまったりということもあるわけです。

つまり、個別の患者で何が起こるかは、治療を開始する前にはわからないのです。ここが臨床の難しいところですが、あくまでデータとして示されるのは、研究に参加した人における平均値にすぎません。個別の患者にすべて当てはまるどころか、「大部分は当てはまらない」ということは、最後にもう一度強調しておきたいと思います。

3

がん検診は"本当に"受けたほうがいいの?

がん検診は受けた方がいいのか

「進行がん」や「末期がん」のことばかり取り上げてきましたが、「早期に見つけて早期に治療すれば、そんな心配をしなくてもすむのではないか」と思われる方も多いでしょう。そこで、がんを早期に見つけて早期に治療するがん検診に焦点を当てて、さまざまな視点から、さまざまな研究を紹介しながら、「実際にどうしたらいいのか」を考えてみたいと思います。

「どうしたらいいかって、がん検診を受ければいいじゃないか」「受けたほうがいいに決まっている」といった意見が大部分かもしれませんが、話はそう単純ではありません。事実、「がん検診は受けるべきではない」との意見を耳にすることもあるはずです。

最初に私の結論を言ってしまうと、「受けるべきだ」という意見も「受けないほうがいい」という意見もどちらも正しく、どちらも間違っています。別の言い方をすれば、がん検診を受けたほうがいいかどうかは、「どちらとも言えない」あるいは「どちらでもいい」というところでしょうか。それでは身もフタもないと言われるかもしれませんが、現実はそうしたハッキリしないものなのです。

どういうことでしょうか。簡単に言えば、がん検診には〝害〟があるからです。受けたほうがいいというためには、単に早期発見によって治癒できる人がいるというだけでなく、「その効果が害を上回るほど大きいものである」ことが必要です。しかし、害を上回る効果があるかどうかを示すことは案外困難なことです。

さらに、害を上回る効果があることが示されたとしても、それはあくまで集団として示されるだけで、個別の人でどうかはまた別問題です。検診を受けてがんが見つかって助かる人がいて、助かる人のほうが多いとしても、その治療の副作用で死んでしまう人が少数であってもいるということです。難しいものです。

診断と治療は正しいのに——がん早期発見が害になる〝過剰診断〟

がん検診の害として、「がんでないものをがんと診断してしまう危険」や「治療の副作用」というものはわかりやすいと思います。しかし、がんの診断が正しく、がんに対する治療の害がないとしても、早期発見のためにかえって害を及ぼしてしまうことがあります。

たとえば50歳でがん検診により早期がんを発見し、誤診もなく、治療の副作用もなく、治癒することができた人を例に考えてみましょう。

この人ががん検診を受けなかったらどうなったでしょうか。70歳になるころには死んでしまったのでしょうか。

もし、この見つかった早期がんが、進行してその人を死なせるまでに30年かかる進行の遅いがんだとしたらどうでしょう。70歳までがん再発の不安におびえることなく、より幸せな人生を送ることができたのではないでしょうか。しかし、80歳までは生きられず、それならがん検診を受けたほうがよかったと思うかもしれません。

もうひとつ別の例を見てみましょう。同じ50歳でがん検診を受けて早期発見し、早期治療で治癒したにもかかわらず、60歳の時に心筋梗塞で死んでしまったという患者さんです。

この患者さんのがんも同様に10年では症状を出すこともなく、進行するまでに30年かかるとしましょう。そうだとすると、この人はがん検診を受けなければ50歳から60歳まではがんの再発におびえることもなく、より幸せな10年間を送ることができたのではないでしょうか。

こうしたがん検診での発見例を「過剰診断」と呼びます。この過剰診断の問題は、いくら診断が正しく、それ以降の治療が有効でも避けることはできないのです。

がん検診の負の面を伝えるのは難しいものです

◎早期発見のがんほど、メリットを実感しにくい

結論から言いましょう。がんは早期で見つければ見つけるほど、メリットを実感しにくく、失うものも大きくなります。

もちろん、放っておくと進行して死に至るがんを早期発見してすぐに治療に成功すれば、その後の長い寿命を得るということは間違いありません。しかし、その半面、早期発見であればあるほど、症状もなく、日常生活に何の問題もない状態でがんと診断されるわけですから、治療で少しでも悪い面が出ると、その悪い面が強調されることがあるのです。

例えば、次のようなケースです。あなたが60歳で何の症状もなく、元気なうちに早期胃がんと診断されたとしましょう。すぐに内視鏡で切除しようとしたところ胃に穴が開き、全身麻酔で胃の3分の1を取ることに。その結果、手術後、食事があまり摂れず元気がなくなり、うつになって、引きこもってしまった。

がんを早期発見すると患者さんはまったく元気な状態で治療がスタートしますから、少しでも悪いことが起こると、その害が際立ちます。

逆に、これが手術前にすでに十分な食事が摂れず、うつ的な状態から治療が始まっていれば、手術が多少うまくいかなくても、「まあ、こんなものか」と受け入れやすいものです。うまくいけば、より大きな喜びを得ることができるでしょう。

早期発見・早期治療であればあるほど、治療のメリットを感じにくく、害の影響を受けやすいというのは、理解しやすいことではないでしょうか。がん検診を受けるかどうかを考えるときに、こうした視点も考慮する必要があるのですが、そこはむしろ伏せられている面があり、大きな問題です。

◎助かるのであればがんは「遅く」見つかった方がいい

「できるだけ早く見つけて、早く治療したほうがいい」――。これが、がん検診のコンセプトです。しかし、ここでは「結果が同じなら、できるだけ遅く見つかったほうがいい」という話をしましょう。

「遅く」というのが「早く」の誤りではないかと思われたかもしれませんが、そうではありません。

具体的な例で考えてみましょう。がんが1㎜の大きさで見つかっても、10㎜の大きさで見つかっても、50㎜で見つかっても、治療によってその後は同じような寿命が得られるとしたら、あなたにとってどれが一番いいでしょうか。

多くの人は、「そりゃあ、1㎜で見つかる場合だろう」と言うかもしれません。しかし、そこには「より早く見つかった方が寿命が長いに違いない」というような前提をすでにつくっている面があるのではないでしょうか。よく考えてみてください。「寿命が同じ」だとしたら、どうでしょうか。

1㎜から10㎜になるまで10年、10㎜から50㎜になるまで5年を要するがんだとしましょう。1㎜で見つけた場合、10㎜で見つけるより10年、50㎜で見つけるよりは15年長く、「がん治療と付き合って生きていかなければならない」という負の面があるともいえます。

さらに、この人が10年目で心筋梗塞によって突然亡くなってしまったとしたらどうでしょう。1㎜で見つけたがんを取っても取らなくても、結果は同じです。内視鏡検査で苦しい思いをして、診断を受け、切除をした。しかし、結果的にはその人の寿命に関係なく、検査や治療で無駄に苦しんだということです。

結果が同じなら、余計なことはせず、「早く見つけなくてもよかった」というのが普通の考え方でしょう。早く見つければ見つけるほど、がん治療と長く付き合うこととなり、無駄な医療を受ける可能性が高くなるのも、がん検診の負の側面の1つです。

がん検診が過大に評価されるカラクリ

がん検診の害の問題についてばかり取り上げてきました。そこには「害の問題はわかりにくく、隠されやすい」という背景があります。

逆にがん検診の効果については、「わかりやすく、過大に評価されることが多い」現状があります。本項からは、がん検診の効果がどのように過大評価されているのか、3つの視点で見ていきます。

ただ、過大に評価といっても意図的なものばかりではありません。よほど気をつけて研究をしないと、自然にがん検診の効果を大きく見積もってしまう面もあるのです。問題は結構複雑です。

◎早期発見した人の生存期間はもともと長い

その1つに、がん検診を受けたグループのがん患者の生存期間が、早期発見の分、長く見積もられるということがあります。

たとえば「症状が出てから死ぬまでに3年かかるがん」があったとしましょう。このがんを症状が出る2年前に見つけたとすると、がん検診を受けた人の生存期間は2

年間長くなります。

つまり、がん検診を受けて見つかったがん患者と、症状が出てから医療機関を受診して見つかったがん患者では、症状が出てからの生存期間が同じだとしても、症状が出るまでの期間分、必ずがん検診で見つかった人のほうが生存期間が長いことになります。

がん検診の効果を見積もるとき、がん検診に効果がまったくないとしても、がん検診で見つかったがんの人は生存期間が長いのです。このことはきちんと理解しておく必要があります。

◎がん検診で見つかりやすいがんは進行が遅い

がん検診についてよく聞かれる質問の1つに、「何年おきに検診を受ければいいですか？」というものがあります。自治体で行われているのは、年1回というがん検診がほとんどです。「来年も受けなくてはダメでしょうか」とうんざりした顔で聞く人もいれば、「1年も放っておいていいのでしょうか」と不安な表情を浮かべる人もいます。

検診を受ける間隔は、がんの進行の速さに関係しています。たとえば、1年くらいでアッという間に転移してしまうような進行の早いがんについては、1年では間隔が長いでしょう。逆に進行がんに至るまでに何十年もかかるがんでは、毎年検診を受けるのはナンセンスです。

このことを1年ごとに受診する一般のがん検診に当てはめてみましょう。1年ごとのがん検診で見つかるがんは、1年以内で進行してしまうようなものは少なく、「より進行の遅いものが見つかりやすい」という現実があります。逆に、がん検診ではなく、症状が出てから見つかるようながんでは、より早く症状が出やすい進行の早いがんの割合が高くなるでしょう。つまり、がん検診で見つかるがんはもともと進行の遅いがんが多く、がん検診以外で見つかるのは進行の早いものが多いというわけです。

前項で述べたように、検診に効果がまったくないとしても、発見が早いと生存期間が長くなるのと同様に、検診で見つかったがんの生存期間は、検診以外で見つかったがんよりもともと長いのです。

◎がん検診を自ら進んで受ける人は「もともと健康」だ

がん検診で見つかったがんは、がん検診による早期発見や早期治療の効果がまったくないとしても、早く見つかった分だけ〝見かけ上がんの死亡率が下がる〟ということを説明してきました。

こうした因子に加え、さらにがん検診で見つかったがん患者の生存率を延ばす要素があります。それは「がん検診を受ける人たちは受けない人たちよりも、もともと健康度が高いうえ、より健康に気を配っている」ということです。

がん検診そのものによるがん死亡の予防効果はなくとも、もともと健康な人であればがんで死ぬ可能性は低く、そのうえ検診以外にも健康に気を配っている分、がんで死ぬ危険性が低い面があるのです。

がん検診を自ら進んで受ける人たちと、誰かに言われて無理やり受けさせられる人でも、がんの死亡率は異なるでしょう。おそらく、前者は死亡率が低いことが予想されます。どちらもがん検診を受けているわけですから、がん検診によって死亡率に違いがあるわけではなく、「がん検診以外のところ」に死亡率の違いの原因があります。

がんの死亡を減らす要因はがん検診以外にもたくさんあり、その影響を除かなければ「真のがん検診の効果」は検討できません。「がん検診を受けた人でがんの死亡率が低い」と言うためには、がん検診以外の影響する因子を制御しない限り、そう結論することはできないのです。

がん検診の効果は何で検討すればいいのか

がん検診の効果をキチンと検討するのは意外と難しいということをお伝えしてきましたが、これまで取り上げてきた問題点を一気に解決する手段があります。それが、「ランダム化」と「適切に効果を評価する指標」です。

「ランダム化」とは、検診を受けるグループと受けないグループにでたらめに振り分けて、効果を比べる方法です。でたらめに振り分けることで、2つのグループはほぼ同質の集団になります。「年齢」「喫煙率」「肥満」の人の割合、「何か別の病気を持っている人」の割合、さまざまな因子がすべて2つのグループで揃うので、この2つのグループで効果に差が出れば「その差はがん検診を受けたか受けないかによるものだ」と結論できるわけです。かっけのときに森林太郎が主張した（P10）のはまさにこの点です。

もう1つの「適切に効果を評価する指標」は、がん検診の効果を「がんが早期で見つかったかどうか」ではなく、「がんの死亡の差」によって検討することです。

早期で見つかったかどうかで比べれば、がん検診を受けたグループで、早期がんが見つかる可能性が高いに決まっています。そのため、がん検診の効果は早期で見つけたかどうかで検討することはできません。これまで示してきたように、早期で見つければ早期の分だけ生存期間は延びますし、より進行の遅いがんの割合が高くなっているだけかもしれないからです。

がん検診の効果は、「がんの死亡率が少ないかどうか」を比較した「ランダム化」比較試験で検討するのが一番いいのです。

乳がん検診は年齢によって効果が違う

ここからは、がん検診にかかわる具体的な〝数字〟を紹介していきます。まずは、がん死亡の減少がランダム化比較試験のメタ分析で示されているがん検診の1つ「乳がん」です。

メタ分析とは、複数の研究を統合して結果を示した論文で、1つの研究でこういう結果が出たというものとは異なり、発表された関連するすべての研究をまとめてみてどうかを示しています。まず参考にすべき論文です。

乳がんに関するメタ分析は、9つのランダム化比較試験をまとめて、「マンモグラフィーによる乳がん検診の効果」を「乳がん死亡が減るかどうか」に焦点を当て、平均13年間の追跡期間で検討しています。

39歳から69歳の女性が対象ですが、がん検診を受けないグループで100人の乳がん死亡がある場合、「マンモグラフィーによるがん検診グループで81人にまで減る」という結果です（**表1**）。およそ、20％乳がん死亡が少なくなるということです。

年齢別の結果を見ていくと、50歳未満では100人の乳がん死亡を84人にまで減らす（**表1**）、50歳以上では100人から77人まで減らすという結果です（**表1**）。若い人では、効果が小さくなることが示されています。といっても、若い人でも乳がん死亡は減る方向にあるので、この数字だけを見れば39歳を越えたらがん検診を受けたほうが良いということになるでしょう。39歳未満では研究結果がありませんが、もっと効果が小さくなって、乳がん死亡を減らさないという結果になっているかもしれません。

表1 乳がん検診の効果

	相対危険	95%信頼区間※
全体	0.81	0.74〜0.87
50歳未満	0.84	0.73〜0.96
50〜69歳	0.77	0.69〜0.86

※統計学的に真の効果は95%の確率でこの範囲にある。

（*Cochrane Database Syst Rev* 2013 Jun 4;6:CD001877. より作表）

マンモグラフィー検診による乳がん死亡は０・07ポイント減るだけ

前項で、マンモグラフィーによる乳がん検診によって、乳がん死亡が１００から81にまで減ると書きました。１００から81を引いて19％減るというわけです。しかし、この「19％減る」というのは効果の一部しか表現していません。

元論文を見ると、検診を受けるグループと受けないグループのそれぞれの13年間の乳がん死亡は、検診を受けるグループで０・３６％、受けないグループで０・４３％となっています。この２つの差を取ってみると、０・４３マイナス０・３６で、検診によって乳がん死亡は「０・０７ポイント減る」というふうにも言えます。先の「19％減る」とは、ずいぶん違った感じになるでしょう。しかし、この０・０７ポイント減るというのもひとつの見方として間違ってはいません。視点が違うだけのことです。

差にすると効果があまりに小さいのと同様、13年くらいでは、検診を受ける受けないにかかわらず、９９・５％以上の人は乳がんで死なないということもわかります。乳がんは進行が遅いので、13年くらいではなかなか死亡する人が出てこないのです。

では、20年、30年と研究を継続すれば、もっとはっきりと差が出るかというと、そうとも言えません。検診を最初に受けたときに60歳の人は20年後には80歳で、乳がん以外の病気での死亡の危険も増加しており、乳がん検診だけの効果検討を行うのはますます困難になってしまうのです。

マンモグラフィー検診の乳がん死に対する効果の本当のところ

前項で紹介した乳がん検診についてのデータは、9つの研究を統合したランダム化比較試験のメタ分析という質の高いものでした。しかし、実際にはその9つの研究の質にはばらつきがあり、5つの研究は研究手法上に問題があり、より妥当性が高い研究は4つに過ぎませんでした。

そのため、質の高い4つの研究に限って同様な検討をした結果も報告されています。それによれば、相対危険は0・90で、「100の乳がん死亡を90まで減らす」という結果です。前回の0・84という数字に比べて、やや効果が小さいという結果です。

さらに細かく、年齢ごとの結果を見てみましょう。50歳未満で0・87、50歳以上で0・94と、「50歳以上でより効果が大きい」という以前の結果とは異なっています。

さらに、この「100から90に減る」という結果ですが、統計学的に有意な差ではなく、偶然減ったように見えるだけ、という結果かもしれないというものです。

　また乳がん死亡に対する効果を「比」でなく「差」で見ると、検診群0・34％、検診を受けない群0・33％でした。その差は0・01ポイントに過ぎないことがわかります。

　質の高い研究をまとめた結果と、質の低いものを含めた結果のどちらが妥当かといえば、前者が妥当というのが普通の考え方でしょう。マンモグラフィーによる乳がん死亡に対する効果は、仮にあるとしても、皆さんが期待する効果よりかなり小さいということは、はっきりしているように思われます。

乳がん検診2つの害――「偽陽性と被ばく」どう考えるべきか

　マンモグラフィーによる乳がん検診により、「乳がん死亡が減ることを示す研究がある」一方で、「その効果は小さく、質の高い研究に限ればはっきりしない面もある」というのが現状です。

　その小さな効果に対して、「害」のほうはどうなっているでしょうか。

　害については、2つの問題があります。マンモグラフィーで乳がんの疑いとされたにもかかわらず、精密検査でがんではないと診断される「偽陽性の問題」と、X線を使うことによる「放射線被ばくの問題」です。

２００９年のアメリカの報告では、40代の女性が１０００人検診を受けると１００人、60歳では80人の偽陽性者がいると報告されています。

もちろん、最終的にがんではないとわかって安心というういい面もありますから、偽陽性くらいなら検診を受けるという人が多いかもしれません。

被ばくの影響については、明確な研究結果は示されていません。しかし、少ない被ばくでもがんの危険が確率的に上昇するという仮定に基づいた場合、30代前半で2倍、30代後半では5倍、乳がん死亡減少の効果が放射線被ばくによるがんの増加を上回るという微妙な結果です。

40代では20〜30倍、効果が被ばくの害を上回ると、乳がん診療ガイドラインに示されています。

もちろんこれは乳がん死亡が検診によって減少するという前提に基づいており、30代では検診による乳がん死亡そのものが示されていません。

30代の女性の乳がん検診の効果と害のバランスは十分議論できないというのが現状なのです。

がんの早期発見は誰にでもメリットがあるとは限らない

乳がんを含め、がん検診には「偽陽性」や「放射線被ばく」の害以外にも、避けがたい問題があります。過剰診断の問題です（P59）。

たとえば、60歳の女性ががん検診で早期の乳がんと診断されたとしましょう。「早期発見でよかった」というわけですが、本当にそうでしょうか。早期発見とはいえ、乳房の一部を手術し、放射線治療をして、抗がん剤の投与を受け、その後も通院することを考えると案外大変です。

一般的に乳がんの進行は遅く、早期がんから進行がんになり、末期がんに至って死をもたらすまでには、数十年の年月を要する場合も多くあります。進行がんに至るまでに10年、死に至るまでには20年かかるとすると、先の60歳の患者さんは、検診を受けずに70歳で進行がんと診断され、そこから治療を始めて75歳の時に乳がんではなく心筋梗塞で死を迎える——というような結末も容易に想像できます。

75歳で心筋梗塞によって死亡するのであれば、60代に限った時、がん検診で早期発見して「乳がん再発の不安」を抱えながら70歳までを過ごすのに比べ、再発の不安を抱くこともなく、治療や通院もせずに70歳までを過ごせるほうがいい面もあります。

「がん」という診断を聞くと、早期発見・早期治療をしなければそのがんで死んでしまうというように考えがちですが、必ずしもそうではありません。明日に心筋梗塞で死ぬことがわかっていれば、今日がん検診を受けようとは考えないでしょう。もちろん、明日のことはわからないわけで、「やっぱりがん検診を受けておこう」ということになるかもしれません。

がん検診の4つの行く末

なんとなくテレビを見ていたら、無名のお笑い芸人さんが、「健康に気をつけるかどうか」と言われたときに、「私は健康に気をつけない」というネタをやっていました。

その芸人さんが言うには、「健康に気をつけずに病気にならないのが最高、健康に気をつけて病気にならないのがその次。健康に気をつけないで病気になるのが3位、健康に気をつけて病気になるのが最悪。つまり、健康に気をつけないと1位か3位、健康に気をつけると2位か4位だから、私は健康に気をつけない」というネタでした。

誰も笑っていませんでしたが、これはただ面白くなかっただけということではないように思います。健康を気にするあまり、案外合理的でない考え方をする自分自身に気づき、そんな痛いところを突かれて笑えなかったという部分があったのではないでしょうか。

実は私自身も、がん検診の効果について一般向けに話すときは、いつもこの話をします。「がん検診を受けてがんで死ぬ」という最悪を避け、「がん検診を受けずにがんで死なない」という最高を実現するためには、「がん検診を受けない」というのがもっとも合理的な考え方だというわけです。

しかしこの意見に対し、意外な見解を述べる人がいました。「私にとっては、がん検診を受けてがんで死ぬのが最高だ。人生は結果を求めて生きているわけではない。プロセスが重要。がんで死ぬとしても、『がん検診を受けてそれと闘う』というプロセスこそ人生なのだ」と、その人は言うのです。

先の芸人さんに、ぜひとも知らせてあげたい意見です。ただ、その芸人さんがどんな名前だったのか、まったく覚えていないので、知らせようもないのですが。

がん検診を過小評価させる意外な理由

がん検診の効果を判定するために、「検診を受けないグループ」と比較するわけですが、実はこの検診を受けないグループというのが、一般的な検診を受けない人たちとは異なることがしばしばあります。

がん検診の研究に参加するような人たちは健康に対する意識が高く、一般的な人たちよりも、そもそも健康な集団である可能性が高く、一般的な検診を受けない人たちと同じように考えると、がん検診の効果を過小評価してしまうかもしれないのです。

乳がん検診の研究に参加した人で、検診を受けないグループの人たちの乳がん死亡率は、13年間で0・43%。1年では、おおよそ0・03%というところでしょう。

◎参加者は健康意識が高い

実際に日本人全体でどれくらいの人が乳がんで亡くなっているかというと、40〜44歳では10万人に対し10人、約0・01%と低めですが、50〜54歳では27人（0・03%）、60〜64歳では39人（0・04%）と、おおよそ、がん検診に参加した人たちと同様です。乳がん検診の研究に参加した人は、より健康度が高い集団ではなかったことがわかります。

しかし、歴史的には肺がん検診の対照群の肺がん死亡が、当時の一般的な人たちの3分の1にすぎなかったという報告もあります。そうした場合には、検診そのものの効果がないとしても、研究に参加し、健康に気をつけるという全体では効果があったのかもしれません。

ただそのときにも、「健康に気をつける」というような大きな枠の中で、がん検診に特別意義があるかというと、なかなかはっきりした効果がないという場合が多いことも確かです。

前立腺がんはがん検診に向いていない

本書を読んでいる人は女性だけではないでしょうから、乳がんでなく、男性のがんについて取り上げてほしいという意見もあるでしょう。ここでは、前立腺がんを取り上げてみたいと思います。

前立腺がんは、高齢者により多く、もっとも進行の遅いがんの1つです。さらに、病院で亡くなった人を解剖して調べてみると、20％以上の人でその人の生死には関係のない前立腺がんが見つかります。

こうした前提条件からすると、前立腺がんは、そもそももっともがん検診に向かないがんであることがわかります。たとえば、高齢になってから前立腺がん検診で見つかったがんは、放っておいてもその人の生き死にに関係なく、そのがんが進行する前に別の病気で死んでしまう可能性が高いからです。

◎「早く見つける方がいい」とは言えない

また、「50歳、60歳で見つかれば、意味があるのでは」と考える人もいるかもしれません。

しかし、50歳で見つかった早期前立腺がんは70歳になっても大して進行していない場合も多く、検診でがんが早期発見されたばかりに、50歳からの20年を前立腺がんとともに暮らさなければいけないという〝負の部分〟もあるのです。

もちろん、１２０歳まで生きたいという人にとって、80歳でも前立腺がん検診を受ける意義はあるかもしれません。また前立腺がんと一口に言っても、進行の速いものもあり、がん検診によって救われたという人もいます。

しかし、少なくとも「早く見つければ見つけるほどいい」というような単純な考え方は、前立腺がんに対してはあまりに危険です。

高齢者に多いがん、進行が遅いがんのがん検診は、「利益」に比べて、相対的に「害」のほうが多い可能性が高いのです

「前立腺がん検診」の効果

がん検診にはあまり分がないと思われる前立腺がんですが、それでもその効果を検討するランダム化比較試験が複数行われています。ここではその結果を紹介しましょう。

これらの研究をまとめて２０１３年に報告された論文では、50、60代の男性を中心(一部70代を対象)に、「前立腺特異抗原」という血液検査によるがん検診の効果を、死亡全体や前立腺がんによる死亡で検討しています。

死亡全体、前立腺がんによる死亡、いずれについても相対危険(Ｐ１３１)は1で、増やしも減らしもしないという結果です。統計学的には、１００→84に前立腺がん死亡を減らす可能性も残されていますが、１００→１１７に増やす危険もあるとなっています。

この論文では5つの研究が統合されていますが、そのうちヨーロッパで行われた研究では、前立腺がん死亡が１００から84に減ったという報告も含まれています。しかし、この研究ですら、前立腺がん死亡の割合で見てみると、検診群で０・４４％、検診を受けない群で０・５３％と極めて小さいものです。

この結果から言えるのは、少なくとも自治体が税金を投入して前立腺がん検診を勧めるというようなことはすべきでないということでしょうか。そんなお金があれば、別のことに投入したほうがいい。あとは個人個人で検診を受けるかどうかですが、70歳を越えたら受けない、50歳前も避けたほうがいいかもしれません。50、60代でどうかは、まあ好きに決めればいいのではないでしょうか。私は受けません。

大腸がん検診はお勧め

便潜血による「大腸がん検診」は、もっとも普及しているもののひとつでしょう。その背景には、苦痛なく簡便に行うことができ、「大腸がん死亡を減らす」という、複数の研究があるということが大きいように思います。

「がん検診に向いているがん」というものがあります。これまで取り上げてきた乳がんや前立腺がんは数十年をかけて進行するので、そもそもがん検診に向いていません。また1～2年で進行するようながんは、1～2年ごとの検診で対応するのは困難です。

その意味では前立腺がんや乳がんより進行が速く、1～2年で急激に進行するわけでもない大腸がんは、もっともがん検診に向いています。がん検診の効果を検討する前から、その効果がもっとも期待できそうながんなのです。

◎10〜20年間に0・14％リスクを減らせる

そこで、実際の大腸がん検診の効果を見てみましょう。２０１１年に４つのランダム化比較試験を統合したメタ分析の論文として発表されています。45〜80歳の健康な人を対象に「１〜２年ごとの便に血が混じるかどうかの検査をするグループ」と「しないグループ」を比べて、大腸がんによる死亡がどれくらい少ないかを見たものです。

それによると、検診により１００の大腸がんが84に減る、多めに見積もると78まで減るかもしれない、少なめに見積もっても90くらいまでは減りそうだという結果です。実際の割合で見ると、10〜20年間で１％の大腸がん死亡が０・８６％に減るというところです。

なんだ、大して減らないじゃないかと思われるかもしれませんが、この大腸がんはもっともしっかりした研究で、それなりの効果が確認されているがん検診の１つです。

子宮がん検診で子宮がん死亡が１００から14に激減との報告も

子宮がん、特に子宮の入り口にできる子宮頸がんは日本の若年層で死亡率の増加がみられ、対策がもっとも重視されるがんのひとつです。対策のうち、大きな柱の１つである子宮頸がんワクチンが、副作用の騒動で積極的な接種を勧めないとされ、止まっているのが現状です。

世界的には、ワクチンによる副反応が疑われる重篤な症状は、ワクチンを接種しないグループと同等であることが示されており（**表2**）、２０１８年には日本でも同様な結果が示されたにもかかわらず（**表３**）、日本だけがワクチンによる副作用だと大騒ぎしているのが現状です。この異常な事態が収束し、一刻も早いワクチン接種勧奨復活を望んでいます。

表2　子宮頸がんワクチンの副作用

	相対危険	95%信頼区間
多発性硬化症	0.90	0.70～1.15
その他の脱髄性神経疾患	1.00	0.80～1.26

（*JAMA* 2015 Jan 6;313(1):54. より作表）

表3　子宮頸がんワクチンの副作用（持続または不変な症状）：日本の報告

	相対危険	95%信頼区間
異常な性器出血	1.41	1.11～1.79
関節や全身の痛み※	0.71	0.55～0.91
入眠困難※	0.75	0.60～0.93
過呼吸※	0.31	0.10～0.91
単純計算能力の低下※	0.35	0.21～0.58
漢字記憶能力の低下※	0.44	0.27～0.72

※ワクチン接種群で少ない

（*Papillomavirus Res* 2018 Feb 23;5:96-103. より作表）

そのワクチンとともに、もう1つの大きな対策が子宮頸がん検診です。この検診の効果を検討したランダム化比較試験はインドで行われた研究1つしかありませんが、その研究では、「生涯ただ一回の子宮がん検診の受診により、子宮頸がんによる死亡が100から65にまで少なくなる」という、他のがん検診では示されていない大きな効果を報告しています。

インドでの研究が日本に当てはまるかどうかわからないという指摘はあります。しかし、症例対照研究という検診群に有利な結果が出やすい方法での検討ではありますが、日本でも35歳以上の女性を対象として、「進行がんを100から14に減らした」という結果が報告されています。これほど大きな効果を研究上の問題点で説明することは困難で、日本人でも同様の効果があると考えるのが妥当なところではないでしょうか。

子宮頸がん検診は、大腸がん検診と並んで多くの人にお勧めする検診の1つです。

肺がん検診の「CT検査」はハイリスク群向け

肺がん検診は、誰にでもお勧めできるというわけではありません。一般に行われている検診は、「胸部X線」と「痰」の検査の組み合わせです。この方法では肺がんの死亡率が減るかどうか、はっきり示されていません。

６つのランダム化比較試験を含む７つの研究を統合したメタ分析があります。結果は、検診を受けないグループの１００人の肺がん死亡に対して、検診を受けたグループでは87人と少ない傾向にありました。ただ、統計学的に明確な差ではありませんでした。

注意したいのは、これらの研究では検診群よりは少ないとはいえ、対照群に対しても胸部Ｘ線写真撮影が行われている点です。まったく何もしていないわけではないのです。

◎「胸部Ｘ線」「痰」検診で死亡率が減らないとも言えない

これらの研究の対照群では、一般住民よりも肺がんの死亡率が、かなり低かったことも報告されています。一般的な住民と比べれば検診群での肺がん死亡は少なく、一概に肺がん検診に意味がないとも言えない結果です。

一方、15年以上の喫煙歴があるような肺がんのハイリスク者を対象に、胸部のＣＴ検査と胸部Ｘ線写真で、肺がん死亡を比較したランダム化比較試験があります。結果はＣＴによるがん検診により、１００の肺がん死亡が80まで減ることが示されました。

ただ、この研究での実際の肺がん死亡率を見てみると、6・5年で0・3％の肺がん死亡が0・25％まで減るというようなものです。CT検査での偽陽性の問題、被ばくによる他のがんの増加の問題、さらには生死に無関係ながんを発見してしまう問題などを考慮すると、いまだ一般的に勧められる検診ではありません。あくまで、肺がんの危険が高い人に限って検討すべきがん検診と言えるでしょう。

甲状腺がん検診——生死に関係ない潜在がんがきわめて多い

甲状腺がんは前立腺がんと並び、もっとも進行が遅いがんで、早期発見そのものの意味がもっとも疑問視されるがんです。病院で死亡した患者の解剖によって前立腺がんが20％以上に発見されるのと同様、生死に関係のない潜在がんが極めて多いのが甲状腺がんの特徴です。

お隣の韓国では、甲状腺がん検診が行われていますが、検診によって示された結果は、甲状腺がんと診断される患者が15倍になったにもかかわらず、甲状腺がんによる死亡はまったく減らなかったというものです。しかし、これは甲状腺がんの性質を考えれば、すでに予想された結果であって、特に驚くべきものではありません。

◎福島の検診中止は妥当だ

甲状腺がん検診は、過剰診断のリスクがあまりに大きいのです。体の表面にある臓器で目で見て早期に診断できる場合も多く、検診でわざわざ早く見つけにいく必要のないがんの代表なのです。

福島の子供たちに対する甲状腺がん検診を取りやめるという対応に対して、ある新聞に反論記事が載っていました。残念ながら、ただ情緒に訴えるだけで、何も科学的な研究結果を参照しておらず、まったくがっかりでした。記事を書いている記者は、素人の立場に立っているとも言えますが、逆に専門家の立場をまったく無視しています。

被ばくによる甲状腺がんであっても、早期に見つける必要性は小さく、逆に健康にまったく影響を及ぼさないようながんを見つけては、患者を不安に陥れているだけという面が強いのです。福島の甲状腺がん検診中止は、そういう意味でまったく妥当なものだと思います。

4

コレステロール、ビタミンＣＤ、βカロテンの意外な事実

少しずつ、イロイロがいい――日本人の食事は栄養的に世界一かも

診療中、患者さんから「食事はどんなことに気をつければいいでしょう」「何を食べたらいいでしょう」「食べないほうがいいものはありますか」というような質問をたくさん受けます。しかし、個別の状況では、なかなか容易に答えられないのが現実です。

ただ、日本の一般的な状況ということであれば話は別です。日本は今や世界一の長寿国ですが、その背景の一つには「健康に良い食事」を摂っていることが挙げられます。つまり、平均的な日本人の食事や栄養は、世界で一番ということかもしれません。世界は日本の食事を見習って、もっと健康に……と考えたりしているのです。

寿司が世界的にブームになっている背景には、寿司がうまいというだけではありません。「健康に良い」というイメージが大きく関わっています。ただ、現実には寿司ばかり食べていれば健康になれるわけでなく、寿司を含めた日本食全体が良いのです。だから、日本食の中の何が良いかという質問は、実は適切ではありません。

その「全体的な日本食の良さ」とは、どういうことなのでしょう。一言でいえば「和洋折衷」ということになるでしょうか。あるいは「何でも食べる」というふうに言っ

てもいいかもしれません。幕の内弁当を思い浮かべてみましょう。少しずついろいろな食材が入っています。この「少しずつ」「いろいろ」というのが日本食のいいところです。

ただ、幕の内弁当には少し西洋の要素が足りないかもしれません。これに洋食の料理が加われば、和洋折衷の健康に良い日本食というイメージです。ただイメージであって、毎日、幕の内弁当だけを食べればいいというわけではないので、ご注意を。

和食の弱点――コレステロール不足が脳出血を招く

前項で、和洋折衷の食事が一番と言いました。しかし、和食、洋食には、それぞれにいいところと悪いところがあります。

西洋文化が入る前の日本食の最大の弱点は、「動物性タンパク質と脂肪が不足していた」というところです。動物性脂肪の代表といえば、今や動脈硬化の元凶とされるコレステロールです。そのコレステロールが足りないことが、かつての日本食の最大の弱点の1つでした。

「コレステロールの不足が和食の弱点」というと、なんだか不思議な感じがするでしょう。しかし、コレステロールの過剰が病気を起こすだけではなく、不足も病気を起こすのです。

◎和洋折衷食が脳出血を大幅に減らした

脳卒中といえば今や大部分は血管が詰まる脳梗塞ですが、以前の日本人では、血管から出血するタイプの脳出血の割合が欧米に比べてかなり高いというのが特徴でした。

脳出血は、高血圧の人に多いという点では脳梗塞と同様ですが、コレステロール値が高いとなりやすい脳梗塞とは逆に、低い人に多いことが、日本人だけでなく、米国人を対象にした研究でも示されています。

脳出血は戦争を境に、ここ数十年で急速に減少していることが示されていますが、これは高血圧の治療の普及とともに洋食が広がり、乳製品や卵、豚肉、牛肉などからコレステロールをしっかり摂れるようになって激減したのです。

今では健康的と考えられる「菜食が多く、獣の肉を食べない食事」は、あまりに極端な方向に向かうと、戦前の日本食のように脳出血の危険が高まるかもしれません。日本人で脳出血が大幅に減った背景も、和洋折衷の食事の普及が大きな役割を果たしているのです。こうした情報が広がりにくいのは「かっけ」の時代とあまり変わっていないようです。

脳卒中とコレステロール――高い方がいい？　低い方がいい？

日本食が西洋化する以前の、卵や牛乳、獣の肉を食べない、コレステロールの少ない食事では脳出血が多かったのですが、西洋化した現代ではどうなのでしょう。

これについても、２００９年に茨城の住民を対象にした研究で、脳出血とコレステロールの関係を検討した論文が報告されています。それによれば、洋食が普及した現代においても、ＬＤＬコレステロール（悪玉コレステロール）が80㎎/dL未満の人の脳出血のリスクを1とした時に、１４０㎎/dL以上の人で０・４５と、悪玉コレステロールが高い人で50％以上も脳出血の危険が低かったのです。

◎事実はあいまいなところにある

海外においても、コレステロールを低下させるスタチンという薬を用いて脳卒中に対する効果を検討したところ、スタチンを飲んだグループで1・６８倍も脳出血が多かったという結果が2008年に報告されています。

現代においても、海外においても、「低コレステロールに脳出血が多い」という関係は一貫しています。ここに疑いをはさむ余地はなさそうです。そうなると「コレステロールの治療はすべきでない」と早合点されるかもしれませんが、間違いです。コレステロールを下げることにより、血管が詰まる脳梗塞や心筋梗塞の予防効果があることもまた明らかなのです。その2つのバランスを考えてどうするか決める必要があるのです。

「低コレステロールこそ危険」「いや高いほうこそ危険」という論争がありますが、どちらも間違っています。事実はその間のあいまいなところにあるのです。

日本人の脳卒中――欧米に比べ脳出血が多い

脳卒中と言ってもいろいろあります。大ざっぱに分ければ、血管から出血する「脳出血」と、血管が詰まる「脳梗塞」の2つがあります。日本人の脳卒中は、ここ数十年で大幅に減少したとはいえ、欧米に比べいまだ脳出血が多いという特徴があります。

欧米のデータでは、脳出血は脳卒中全体の数%という報告が大部分ですが、日本の脳卒中データバンクの報告では14％となっています。欧米では無視できるような脳出血が日本では大きな問題になるかもしれないのです。

たとえばコレステロールをスタチンという薬で下げることにより、血管が詰まる脳梗塞は20％程度予防できることが示されています。１００人の脳卒中が起きる集団に対して、コレステロールを治療したときにどういう結果になるか日本人の割合で計算してみると、86人が脳梗塞、14人が脳出血です。脳梗塞の予防効果は20％ですから、86人から70人くらいに減ることになります。

◎脳卒中全体ではコレステロール治療が効かない？

それに対して脳出血は、前項で紹介したように1・68倍になるという報告がありますから、14人から24人になります。脳卒中全体では１００人から94人（70＋24人）に減るということになります。あまり減らないという感じではないでしょうか。

もちろんコレステロール治療は心筋梗塞に関する予防効果がありますから、脳卒中と心筋梗塞を合わせれば、もっと大きな効果になります。しかし、こと脳卒中に限れば、コレステロールを下げる効果というのは、脳出血が多い日本人では案外小さいかもしれません。食事でコレステロールに気を付けるという効果はさらに小さいことが予想されます。意外ですね。

コレステロール摂取量が多いとがんになりやすいは本当?

コレステロールは動物性脂肪の1つです。食生活の西欧化により、コレステロールを含む動物性脂肪の摂取が増えています。それに伴ってがんも増加しているのではないか、という考え方が一般的かもしれません。事実、動物性脂肪の摂取が増えると大腸がんが増えることが示されています。こうした事実からすれば、コレステロールの摂取により大腸がんを含む多くのがんの増加が予想されます。

しかし、大腸がん以外で動物性脂肪との関連がはっきりしているがんは意外にありません。

以前は乳がんも動物性脂肪の摂取と関連しているという報告がありましたが、最近の報告では「はっきりした関係がない」というものがほとんどです。

すべてのがんと総コレステロールとの関連を見た研究は多くありますが、その大部分は「低コレステロールの人でがんによる死亡が多い」ことを示しています。私自身が関わった日本人の研究でも、総コレステロール140~200mg/dLの人に比べて

140未満の人でがんによる死亡リスクが高いという結果です。男性では1・66倍、女性でも1・44倍がん死亡が多くなっています。

ただ、この結果の解釈には注意が必要です。検査の時点でがんのために栄養状態が悪化し、結果としてコレステロールが低くなっている可能性もあるからです。そこで、そうした影響を避けるために、がんのためにコレステロールが低いような人は5年以内に亡くなってしまう可能性が高いことを考慮し、研究開始から5年以内に亡くなった人を除いた分析も行っています。結果は、コレステロールの低い人でがんによる死亡が多く、コレステロールが低いためにがんが多い可能性も十分あり得ます。

コレステロールの摂りすぎは問題です。しかし、少なすぎるのもだめなようです。ほどほどのコレステロールが案外一番いいのかもしれません。

寿命とコレステロール
――高コレステロールが寿命を延ばしている可能性も

戦後、日本人の寿命はどんどん長くなり、今では世界一の長寿国になっています。読者の皆さんもよくご存じでしょう。背景の1つに、栄養状態の改善があることは間違いありません。

栄養状態の改善を示す1つの指標として、コレステロール摂取の増加があります。前に取り上げたように、脳出血による死亡が減ったというのはまず間違いないでしょう。さらに、がんが減った可能性もあります。

個別の病気として候補に挙がるのはそれくらいですが、実際にコレステロールと寿命の関係を見た研究結果は、「コレステロールが低い」人のほうが寿命が短いという意外な事実を示しています。

この関係は複数の日本人を対象にした研究で示されています。そのうち私が関わった自治医大のコホート研究の結果では、総コレステロールが「140mg/dL未満」では、「140〜200mg/dL」の人に比べて、男性で1・38倍、女性で1・42倍死亡が多いという結果です。逆に総コレステロールが「240mg/dL以上」の人では、男性で1・21倍高い傾向が見られたものの、女性では0・93倍とはっきりした死亡の増加が示されませんでした。

コレステロールが高いことで、心筋梗塞や脳梗塞が増えることばかり強調されますが、脳出血が減り、がんが減るかもしれず、むしろ寿命が延びるかもしれないことは、もっと世の中に知らされていいことではないでしょうか。

寿命の点から見ても、コレステロールを摂らないほうが問題で、適度に摂ることが必要なのです。

卵も脂の多い肉もそればかり食べなければ毎日でもOK

「コレステロールの数値が高い」といわれると、まず「食事に気を付けなくては」と思われるかもしれません。しかし、実はコレステロールの値と食事の関係ははっきりしません。

食事から摂取されるコレステロールは、個人差はあるものの、体内で作られるコレステロールの3分の1～7分の1といわれています。

さらに体内で作られるコレステロールは、食事中のコレステロールの量が減ると多くなり、増えると少なくなるように調整されています。そのため、食事中のコレステロールの量にかかわらず、一定のコレステロール値が保たれるように調整されているのです。

◎コレステロール値は食事より体内合成に依存する

つまり、懸命にコレステロールを減らす食事療法をすると、体内でのコレステロール合成が活発になり、結果としてコレステロールはそれほど下がらないということです。

事実、コレステロールを多く含む卵の摂取と血液のコレステロール値や心筋梗塞にはほとんど関連がないことが、欧米だけでなく日本人の研究でも示されています。1990年の日本人を対象にした循環器疾患基礎調査のデータでは、卵をごくまれにしか食べない女性よりも2個以上食べる女性の方がわずかにコレステロール値の低いことが示されています。

そうした研究結果を踏まえて、厚労省から出された「日本人の食事摂取基準(2015年版)」には、コレステロールの摂取制限の基準が示されず、話題となりました。「基準が示されていない」というだけで、「やはり摂りすぎは問題」という面もありますが、逆に厳しく食事に気を付けてもコレステロールが下がらず、心筋梗塞も予防できず、大変なだけだという面もあります。

卵も脂の多い肉も、そればかりを食べるということでなければ、毎日食べてもいいのです。

魚の脂とコレステロール——心筋梗塞などの合併症予防に効果

「日本人が長生きなのは魚を食べるからだ」という説があります。魚、特に海の魚に多く含まれる「ＥＰＡ」（エイコサペンタエン酸）、「ＤＨＡ」（ドコサヘキサエン酸）に代表されるオメガ３系脂肪酸がコレステロールを下げ、動脈硬化予防に役立っているかもしれないというのです。

これは単なる仮説というだけでなく、それなりの根拠がある説です。「ＥＰＡ」「ＤＨＡ」と「コレステロール」「心筋梗塞」「脳梗塞」との関係を示す研究があります。日本人を対象として「ＥＰＡを投与して心筋梗塞などの合併症がどれくらい予防できるか」を検討したランダム化比較試験です。

研究では、「ＥＰＡを使わないグループ」と比較して明らかなコレステロールの低下は認めませんでした。しかし、心筋梗塞などの合併症は「ＥＰＡなしのグループ」で3・5％に対し、「ＥＰＡを飲んだグループ」では2・8％、１００の合併症が89に減るという結果でした。しかし、その後に行われた欧米での研究結果を含めて検討した分析では、明らかな合併症予防効果が示されませんでした。

ただ、ＥＰＡ、ＤＨＡの「摂取量がもっとも少ない下から20％のグループ」と「もっとも多い上から20％のグループ」で比べてみた日本人の研究では、摂取量が多いグループで67％も心筋梗塞などの合併症が少ないことが示されています。

また「脳出血が増えるのではないか」との懸念がありましたが、今のところそのような研究結果は報告されていません。

現状では「悪い」というデータは少なく、日本人では「良い」というデータが主流です。ＥＰＡ、ＤＨＡを含む魚の摂取は、コレステロールを下げるかどうかはハッキリしません。しかし、心筋梗塞などの合併症予防の点で、十分勧められる食事のようです。

ビタミンCを摂ると「風邪が1日早く治る」は本当か？

ビタミンＣの欠乏は、「壊血病」といって、貧血をきたし、粘膜に異常が表れ、傷の治りが悪くなり、感染症にかかりやすくなるという状態を招きます。この壊血病は、新鮮な野菜や果物の摂取ができなくなる大航海時代の長期航海中の船員に蔓延し、「かんきつ類が有効らしい」ということから、レモン汁の摂取によって克服されました。ビタミンＢ１によるかっけの克服と似たような歴史があります。

さらにノーベル賞受賞者ポーリング博士が、事実でなく論理に基づいてその効果を広めたこともかっけと似ています。

そんなビタミンCですが、現在では欠乏症はほとんどなく、私自身、実際の患者を診たことはありません。現在のビタミンCの話題は大量摂取にどんな効果があるかというのが大部分です。そんな中、「風邪にビタミンCが効果的」という説があります。それについてのランダム化比較試験のメタ分析の結果についてご紹介しましょう。

小児から成人に至る幅広い風邪患者が、200〜8000㎎/日のビタミンCを摂取すると、風邪の持続日数が10％弱短くなるという結果です。

10％弱短くなるというのは、5日で治るところが、ビタミンCを摂取すると4・5日で治るという感じです。

ビタミンCの一般的な必要量は100㎎。野菜100gで十分摂れる量ですから、その2〜80倍の量のビタミンCを摂って、前述のような効果というところです。

「大して効かないのか」という感じかもしれませんが、インフルエンザに対するタミフルなどの抗インフルエンザ薬の効果も1日早く治るという結果ですから、似たような効果があるともいえます。

ビタミンCとがん――治療・予防に有効とする研究はあるのか

大量のビタミンCはがんの予防に有効という説もあります。しかし、実際にそのような結果を示した質の高い研究はありません。50歳以上の内科医を対象に、500㎎のビタミンCを投与して、8年間のがんの発生を検討したランダム化比較試験がありますが、ビタミンCを飲まないグループと全く差がないという結果でした（**図4**）。

また、女性を対象とした研究もありますが、同様に500㎎のビタミンCの投与で9・4年間の長期にわたって追跡し、がんの発生が少なくなるという結果は得られていません。ビタミンCによるがんの予防効果はなさそうだというのが、これまでの研究

図4　ビタミンCとがんの関係

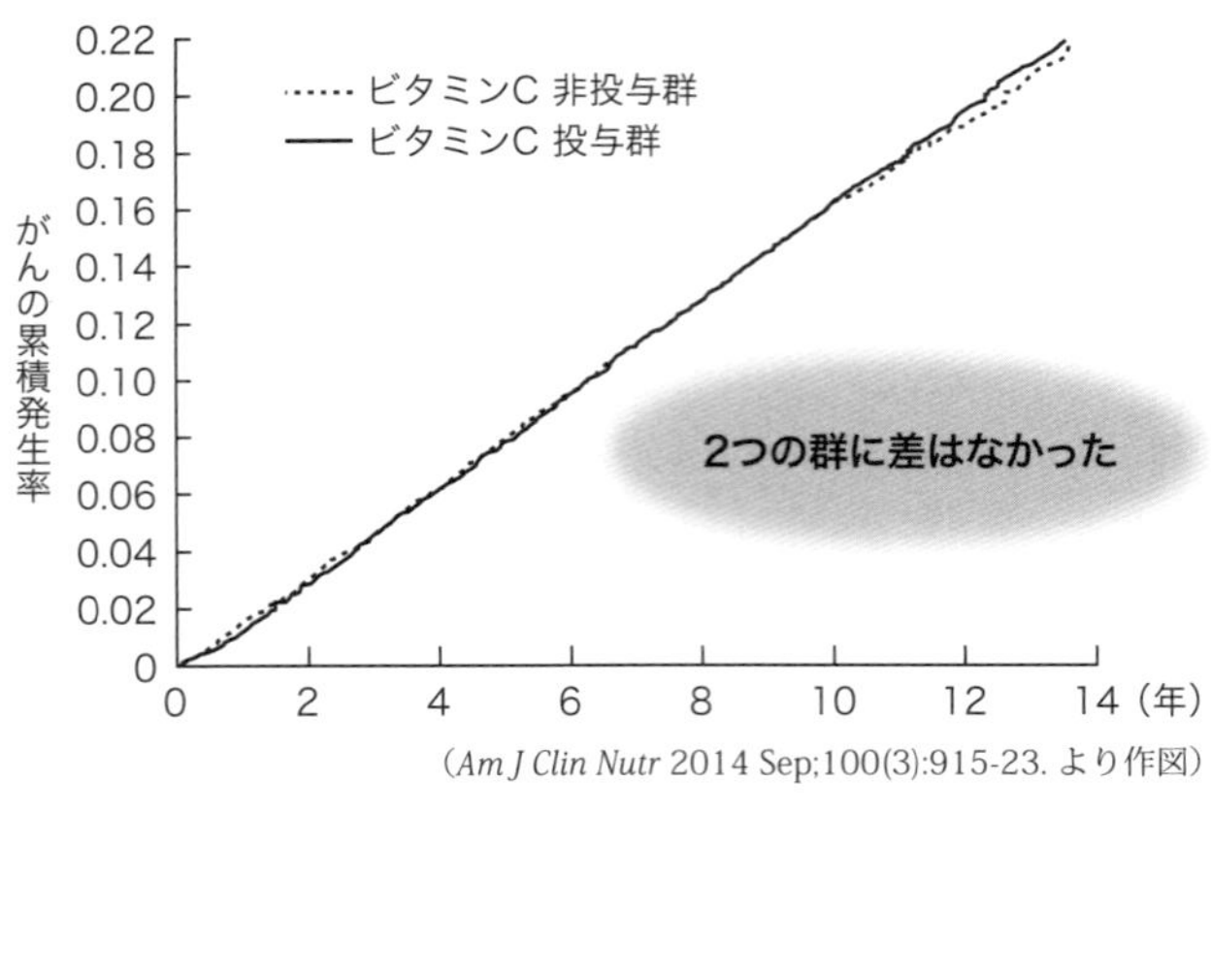

（*Am J Clin Nutr* 2014 Sep;100(3):915-23. より作図）

結果が示すところです。

がんについては、予防ではなく、治療効果について検討した研究もあります。123人の進行がん患者を対象に1日10gの大量ビタミンCを投与してプラセボ群と死亡率を比較していますが、いずれのグループも2年のうちに90％が亡くなっているという結果です。ビタミンC群で3年以上生存した人はひとりもいませんでした。がん患者に大量のビタミンCによる治療を自費診療で提供している医療機関もあるようですが、その効果について明確に示した研究はありません。

効果のはっきりしない治療について、患者に費用を負担させるのは非倫理的な面があります。こうした実験的な治療は、きちんとデザインされた臨床試験として研究費などによって費用をカバーし、患者さんに負担なく提供すべき医療です。

骨を形作るのに必須だが……ビタミンDは骨折を予防しない

ビタミンDは骨を形作る上で必須のビタミンです。ビタミンDが不足すると、「くる病」、「骨軟化症」という骨がもろくなって変形や痛みをきたす病気になります。

このようにビタミンDは骨にとって必須ですから、ビタミンDを十分補ってやれば、骨が丈夫になって骨折が予防できるのではないかというのは、だれもが思いつく骨折の予防法でしょう。

そこで、1992年に骨がもろくなる骨粗しょう症の女性に、ビタミンDを投与して、脊椎の圧迫骨折がどれほど予防できるかを検討した最初の論文が発表されました。その効果はなかなか衝撃的なもので、3年間の脊椎圧迫骨折が、プラセボを飲んでいたグループで31・5%に対し、ビタミンDを飲んでいたグループでは9・9%まで減少したという結果でした。骨折が3分の1になるという大きな効果が示されたのです。これ以後ビタミンDは骨粗しょう症の患者に広く使われていきます。

しかし、この研究から25年を経て、2017年にビタミンDによってどれくらい脊椎の圧迫骨折が予防できるかを検討した33のランダム化比較試験をまとめて検討したメタ分析の結果が報告されました。その結果はまたまた衝撃的なものでした。最初の研究結果に反し、脊椎の圧迫骨折だけでなく、股関節の骨折も含め、効果が認められなかったというのです。

いまだ広く骨粗しょう症患者に使われているビタミンDですが、今となっては高カルシウムの副作用をきたすのが関の山で、骨粗しょう症の治療薬としての役割はほとんどないようです。薬の効果というのは、なかなか理屈通りにはいかないということが、ここでもまたはっきりと示されています。

風邪にはビタミンD？　10万人中3000人が予防できる計算

風邪の予防に対するビタミンＣの効果は24のランダム化比較試験と統合したメタ分析によって検討されています。プラセボ群での風邪の発生が４８・３％に対し、ビタミンＣのグループでの風邪の発生は52％と効果が認められませんでした。

ノーベル賞学者ポーリング博士によって一時期、脚光を浴びたビタミンＣですが、がんに対しても風邪に対しても、はっきりとした効果がないというのがその結末でした。ノーベル賞学者というような権威でも、必ずしも正しくないというのが現実なのです。権威より事実といえば当たり前のことですが、かっけにおける東大医学部の権威の誤りと同じ問題が、ここでも顔を出しています。

それに対して、ビタミンＤの風邪の予防効果はどうでしょうか。

ビタミンＤもビタミンＣ同様、25のランダム化比較試験を統合したメタ分析という質の高い手法で効果が検討されています。こちらはプラセボ群の風邪の発生が４２・２％に対し、ビタミンＤ群では３９・１％と、１００の風邪が88まで減るという結果です。

１００が88ではたいして減らないと感じるかもしれません。しかし、人口10万人の市で25％の人が風邪をひくと仮定した場合、全員がビタミンDを飲めば３０００人の風邪が予防できることになります。

ただ、ビタミンDは、余分に摂取しても尿へ排泄されてしまうビタミンCと異なり、過剰に摂取すると体に蓄積してカルシウムが高くなるなどの副作用の危険もあるので、注意が必要です。

ビタミンEとβカロテンの抗酸化作用

ビタミンB１によるかっけの治療の歴史に始まったビタミンシリーズですが、かっけに対する効果に匹敵するものはなかなか現れません。

ビタミンEとβカロテンはかつてもっとも有望なサプリメントの１つでした。動脈硬化やがんの原因となる体内の活性酸素を除去する抗酸化作用を持つため、その予防効果に大きな期待が寄せられていたのです。

そのビタミンEとβカロテンの肺がん予防効果を喫煙者を対象に検討したランダム

化比較試験が1994年に発表されています。

多くの実験データにより論理的にはがんや動脈硬化を予防する効果が期待されたビタミンEとβカロテンでしたが、その結果は理論通りとはいかず、いずれもがんや心筋梗塞の予防に効果がなく、寿命を延ばす効果も認められませんでした。βカロテンに至っては、肺がんがむしろ増加し、死亡も多くなっています。この研究結果はフィンランドで行われたため、フィンランド・ショックとして大きな話題にもなりました。

しかしこの研究から20年以上を経て、世の中はいまだ抗酸化作用ががんや動脈硬化を予防するという理屈だけに基づき、ビタミンEやそれに代わる抗酸化物質を含め、多くのサプリメントが飲まれています。

かっけの歴史に見たように、論より証拠、論より事実というのが歴史を振り返った時に明らかです。なぜ効くのか理屈がわかっていなくても、事実としてかっけを治したビタミンB1が延々治療薬として認められなかった歴史は、ここでは理屈だけがわかっていて、事実として効果が示されていないものが逆に広く使われるという形で繰り返されています。

我々は、今こそもう一度かっけの歴史にしっかりと学ぶ必要があるのです。

5

糖尿病との賢いおつきあい

「根拠に基づく医療」とは何か

「根拠に基づく医療」は１９９０年代から起こった新しい医療のムーブメントです。「根拠に基づく医療」を端的に説明すると、「医師の個人的な知識、経験、直感だけに基づくのではなく、人間を対象とした臨床的な研究結果を付け加えることで、個別の患者に最善の医療を提供するもの」ということになるでしょうか。かっけの論争はその原点ともいえるものでした。

しかし、なんだか不思議な気がします。皆さんは、西洋医学はその当初から科学的な研究結果という根拠に基づいたものだったのでは、という疑問を持つに違いありません。それがなぜこの数十年であらためて取り上げられるようになったのでしょうか。「根拠に基づく医療」の「根拠」という言葉には特別な意味が込められています。たとえば、試験管の中で行われる研究も、間違いなく科学的なもので、その結果は医学にとっての根拠の一つです。しかし、「ＥＢＭ」ではそれを「根拠」とは呼びません。それはこの先「根拠」となるかもしれない現時点での「仮説」にすぎないのです。高木兼寛はかっけを予防するという「根拠」を示し、東大のグループはそれに対し「仮説」で反論したというわけです。

たとえば、試験管の中である物質Aが、がん細胞を死滅させたとしましょう。この研究結果は物質Aが抗がん剤として利用できるかもしれないという「仮説」を生み出します。しかし、この結果をもとに、実際のがん患者に物質Aを投与しても、がんが治るとは限らないということです。

しばらくはこの「根拠」について、説明を続けていきたいと思います。

糖尿病新薬は「仮説」レベルで発売

２０１４年春、糖尿病の新薬が発売されました。ＳＧＬＴ２阻害薬と呼ばれるこの薬はこれまでの糖尿病の薬とは根本的に違う薬です。これまでの糖尿病の治療薬は、糖分の摂取を最低限にして、薬の効果を借りながら、何とか体で利用する糖分の量を多くして血糖値を下げる、というものが主流でした。

それに対してこの新薬は、余分に食べた糖分を尿の中に捨ててしまうという斬新な薬です。必要以上に糖分をとってしまっても、薬の効果で余分な糖分が尿に排泄《はいせつ》されてしまうわけで、なんだか夢の薬のような気もします。これまでは糖分を何とか制限してというのが治療だったわけですが、この薬を飲めば、少々糖分を余計に食べても大丈夫、という薬かもしれないのです。

しかし、この新しい糖尿病の薬を、「根拠」という点で見てみましょう。この薬が効果を発揮するメカニズムは、尿に糖分を捨てるということで明確にされており、実際の糖尿病患者で血糖を下げるという効果も明らかにされています。しかし、この根拠は「根拠に基づく医療」の「根拠」としては不十分で、むしろ効果があるかもしれないという「根拠」の「仮説」に過ぎないのです。なぜなら、糖尿病の治療で必要なのは、血糖を下げることではないからです。

◎合併症の予防を示さなければ「根拠に基づく医療」になりえない

糖尿病の治療が血糖を下げることではないと聞いて、おかしいと思う方が多いかもしれませんが、このことがまずもっとも重要なポイントです。血糖を下げることは手段に過ぎず、その先にある、目が見えなくなったり、腎臓の機能がなくなったりという合併症を予防することに糖尿病の治療の目的があります。

その意味で「根拠に基づく医療」の「根拠」とは血糖を下げるというレベルでは不十分で、合併症を予防するというレベルの根拠を必要とします。糖尿病の新薬は単に血糖を下げたという「仮説」レベルで発売され、その時点で合併症を予防する効果は示されていないのです。

糖尿病合併症予防を「根拠」として治療する

糖尿病の治療の目的は血糖を下げることではありません。その先の合併症を予防することです。このことは現在の診断と治療の基礎となる「根拠に基づく医療」の考えを理解するうえで、もっとも重要なことの1つです。

そこで前項に引き続き糖尿病を例に説明していきましょう。

糖尿病の治療は血糖値のコントロールではなく合併症予防効果が「根拠」として重要なのですが、まずは糖尿病の合併症について詳しく見てみましょう。

糖尿病には3大合併症と呼ばれるものがあります。「網膜症」「腎症」「神経症」です。網膜症が進めば視力が低下し、最終的には失明に至ります。腎症では腎不全となり、人工透析が必要になります。神経症が進むとシビレなどで苦しみ、さらに症状が進めば、痛みを感じなくなってケガにも気づかず、傷から菌が入って化膿したり、場合によっては足を切断しなくてはいけない状況を招いたりします。

糖尿病は動脈硬化の促進因子でもあるので、心筋梗塞や脳梗塞という血管が詰まる病気も引き起こします。また脳や心臓以外の血管、手足の動脈が詰まる場合もあります。

糖尿病の治療の目的はこうした合併症予防にあります。視力が低下するのを防ぎ、腎臓の機能が障害されるのを予防し、心筋梗塞や脳梗塞を予防し、手足の血管が詰まる病気を予防する。それが糖尿病治療なのです。

◎血糖を下げたが合併症が増えたとの研究もある

しかし、血糖を下げれば合併症が予防できるというのは自明ではないか、と考える人がいるかもしれません。現実はそうではありません。血糖は下げたけれども合併症は予防できなかった、予防できないどころか、増えたという研究すらあります。血糖が下がったからといって合併症が予防できているとは限らないということを、数多くの研究結果が明確に示しているのです。

40年以上もあやふやな根拠に基づく治療が続いている

糖尿病の治療を行うと合併症がどうなるかを検討した最初の「根拠」は、今から40

年以上前の１９７０年に発表されました。

この研究は、ＵＧＤＰ（University Group of Diabetes Program）研究と呼ばれるものです。

糖尿病患者を３つのグループに分け、それぞれ血糖を下げる飲み薬であるトルブタミド、インスリン、それにプラセボ（偽薬）の治療を施し、糖尿病合併症のうち、心筋梗塞、脳梗塞、手足の血管が詰まる末梢《まっしょう》動脈疾患に関する効果を検討したのです。

その結果はまさに驚くべきものでした。トルブタミドを投与した群では心血管疾患や死亡が増加し、インスリン群でさえもプラセボ群より、やや心臓や血管の病気による死亡が多いという結果だったのです。

では、それぞれの群の血糖値はどうだったのでしょうか？

血糖が正常化した患者の割合はプラセボ群で27％、トルブタミド群では37％。インスリン群では一定量のインスリンを打つグループで39％、血糖の値によってインスリン量を決めるグループでは49％でした。血糖の値で見ると、明らかに飲み薬やインスリンを使ったグループの方が良かったのに対し、合併症に対する効果はそれと逆の結果だったのです。

つまり、すでに40年前、血糖が下がることと合併症予防の効果は相反するというデータが示されていたのです。

にもかかわらず、今なお医療の現場では血糖を下げるだけかもしれない治療が続けられ、合併症予防が明らかでない「仮説」に基づいた新薬の投与が糖尿病治療の主流なのです。

ランダム化比較試験のよいところ

どんな分野でも大方の予想を裏切る結果が出ると、ひとはアレコレとケチをつけたくなるものです。

前回、薬による血糖コントロールを厳格にすると、糖尿病患者の合併症が増えた、という海外の研究結果をご紹介しました。

事前予想は結果とは真逆で、血糖を下げたほうが死亡数を減らす、でしたから、研究のやり方自体に問題があったのではないか、と批判が出るのも当然です。

たとえば薬が投与されたのは重症な患者で、プラセボ（偽薬）を投与されたのは軽症だったからではないか。薬を使ったグループで合併症が多かったのは、もともと重症の患者が多かったためではないか。そんな批判が可能だと思います。

しかし、この批判は容易に反論することができます。この研究は本書で繰り返し登場しているランダム化比較試験という方法で行われています。

◎でたらめに分けてグループを均質化させる

ランダム化というのは、薬を投与するグループに入るか、プラセボのグループに入るのか、でたらめに決めるという方法です。

でたらめというとまともなやり方でないように思われるかもしれませんが、そうではありません。でたらめに分けたほうが統計的に2つのグループは均質になるのです。問題の研究もランダム化して行われました。治療以外の要因はほぼそろっていて、治療の違い以外の要因で結果を説明することは困難でした。

実際、この研究に対しては、発表直後からさまざまな批判が寄せられましたが、どれも決定的な問題点ではなく、わずかに薬を使ったグループに不利というようなものばかりでした。

薬を使わないグループで心臓病や脳卒中による死亡が6％であったのに対し、インスリンを使ったグループは8％前後、トルブタミドという薬を使ったグループでは17・6％でした（**図5**）。

薬を使ったグループは使わないグループよりはるかに悪かったという結果で、この大きな差を説明できるような決定的な問題点はないというのが結論だと思います。

血糖を下げ合併症予防を示した最初の研究「熊本研究」の問題点

薬で血糖を下げたら（予想に反して）死亡が増えたとの海外研究（UGDP）が報告されてからしばらく、それを覆すような研究結果は発表されませんでした。にもかかわらず血糖を薬で下げる治療は行われ続けました。そして、UGDP研究から25年を経た1995

図5　UGDP研究で明らかになった心血管死亡に対する効果

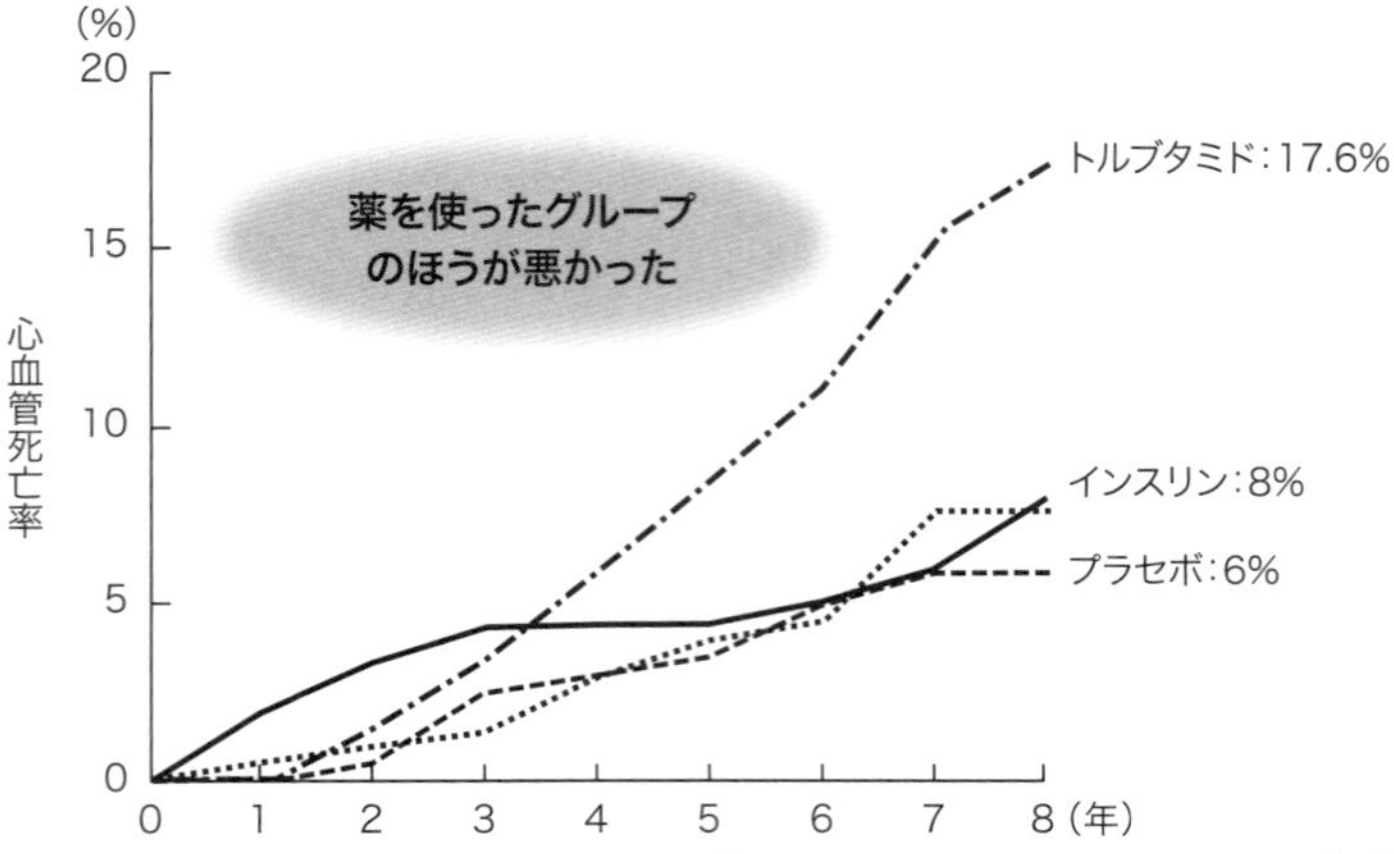

（*Diabetes* 1970;19:Suppl:789-830. より作図）

年、ようやく血糖を下げると、合併症をも予防できたとの論文が、日本人の研究グループによって報告されました。

この研究は熊本大学のグループによって行われ、「熊本研究」と呼ばれています。インスリンによる厳しい血糖コントロール群と通常のコントロール群を比較したものです。

厳しい血糖コントロール群ではＨｂＡ１ｃが７・１％、通常コントロール群では９・４％でした。両群を６年間調べたところ、糖尿病の合併症である網膜症の進行が通常群32％に対し、厳しい治療群で７・７％と少なかったことが示されたのです。同じく糖尿病の合併症である腎症も、28％に対し７・７％と同様な結果でした。

ＵＤＧＰ研究によっては示されなかった血糖コントロールによる合併症予防効果が、日本人に対するインスリンの厳しい治療により示されたというわけです。

◎網膜症や腎不全で差が出るかは分からない

しかし、この研究には若干の問題点があります。血糖コントロールが網膜症の予防につながるというのは、実際の視力低下がどうなるか、で示されているべきです。ところが、今回の研究では眼底検査の結果が悪化したことを示したに過ぎず、腎症に関してもタンパク尿の悪化で示されているに過ぎません。

研究結果では約30％から約８％に減るという大きな差が示されていますが、実際の視力や進行した腎不全で透析に至ってしまうレベルで大きな差があるかどうかは、実はよくわからないというわけです。

「100の合併症が88に減る」は厳しい治療に見合うものなのか

1995年の熊本研究に続いて、1998年に新たな糖尿病の研究報告が行われました。血糖を集中的に下げて、糖尿病の合併症全体をどれほど予防できるかを検討したランダム化比較試験で、イギリスから報告されました。

これはＵＫＰＤＳ33と呼ばれる研究です。日本語にすると「英国前向き糖尿病研究」という感じでしょうか。33というのは、このＵＫＰＤＳ研究が発表した33個目の報告という意味です。

この結果を大ざっぱに表現すれば、「糖尿病患者の血糖を集中的にコントロールすると、糖尿病の合併症全体が予防できる」というものでした。「予防できる」と聞くと、合併症が〝半分くらいには減る〟、あるいは〝ほとんど起きなくなる〟と感じられる人もおられるだろうと思います。

実際はそうではなくて、研究で示された数字は、100ある糖尿病のすべての合併症が88に減るというものでした。ひとによっては凄い、と感じるかもしれませんし、逆に、予防できるという結果には程遠い、と感じる患者さんもいるかもしれません。

しかし、この論文では、単に偶然によってもたらされた効果ではなく、「統計学的に有意差のある結果」であり、効果があると結論づけています。しかも、このUKPDS33は、目や腎臓の合併症に加え、心筋梗塞や脳卒中を含めた合併症予防効果を初めて明らかにしたとされる研究です。

そのこともあって、多くの医師はこの研究結果をもって、糖尿病の血糖を厳しく下げることが重要だと言っているわけです。

しかし、患者さんにとって100の合併症が88に減るということが、食事制限をして運動療法を行い薬を飲むなど、日々厳しい糖尿病の治療に見合うものなのかどうか、よく考えてみる必要がありそうです。

血糖コントロールは緩くてもいい

前項でご紹介したＵＫＰＤＳ33（「英国前向き糖尿病研究33」）をもう少し詳しく見てみましょう。この研究は血糖正常化を目指して厳しく血糖コントロールを目指すグループと、それほど厳しくコントロールしないグループが比較されていて、治療をまったくしないグループとは比較されていません。糖尿病は放っておいても大丈夫、という結果ではないわけです。

実際には、厳しくコントロールするグループでのＨｂＡ１ｃ（血糖の平均値を表す指標、6・5％以上が糖尿病）は7％、緩いコントロールの方は7・9％でした。7・9％の緩いコントロールでは１００人に合併症が起きるところ、7％まで厳しく治療をすると88人まで減るという内容です。

では、緩いコントロールでＨｂＡ１ｃが8％くらいの人は、1年後に何パーセントくらいが合併症を起こしているのでしょうか。実は4・6％に過ぎません。それに対してＨｂＡ１ｃが7％のコントロールのグループでは4・1％です。年率4・6％の合併症が4・1％まで減るという結果です。

この研究は平均11年の追跡が行われています。合併症は、ほぼ時間に比例して発症しているため、10年後の発生率はそれぞれ46％と41％くらいです。「ＨｂＡ１ｃを８％のまま放っておいたら合併症が起きてしまいますよ」なんて医者は言います。ただ、７％まで下げればちょっとは減りますが、８％のまま放っておいたらひどいことになるというわけではないのです。

心筋梗塞や脳卒中の予防効果は不明のまま

前項に続き、ＵＫＰＤＳ33で評価された糖尿病の合併症について詳しく見てみます。この研究で設定された糖尿病合併症は、突然死、高血糖・低血糖による死亡、心筋梗塞、狭心症、心不全、脳卒中という太い血管が詰まって起きる合併症と、腎不全、足の指の切断、重症の出血、光凝固療法が必要な網膜症、片目の失明という細い血管が原因で起こる合併症が併せて評価されています。目については手術が必要な白内障も含んでいます。

それ以前の研究では、血糖コントロールを厳格にすると太い血管の合併症がむしろ増えたという結果で、その後の熊本研究で、細い血管の合併症に対する予防効果が示されました。そこで、ＵＫＰＤＳ研究で太い血管の合併症はどうかが注目されたのです。

細い血管の合併症に関しては熊本研究と同様に、腎不全が１００から73に減り、網膜の光凝固療法を受けた患者が１００から71に減っています。

一方、致死的な心筋梗塞は１００から94に少し減ったものの、致死的な脳卒中については１００から１１７に増えるという結果でした。

つまり、減るような、増えるようなというあいまいな結果で、少なくとも明確に減るということは、ここでも示されなかったわけです。

１９９８年にＵＫＰＤＳ33が発表されて、厳しい血糖コントロールが合併症を予防することが明らかにされた、というのですが、実際は目や腎臓の合併症が30％ほど減るということが示されただけで、心筋梗塞や脳卒中の予防効果はこの時点では不明のままだったのです。

治療は最小限の薬にとどめ空腹時血糖に一喜一憂しない

これまで厳しい血糖コントロールの治療とそうでない場合とでは、合併症にどんな違いが出るのかを見てきました。今回は、そもそも厳しい血糖コントロールの治療、緩い治療とは何を指すのかを見てみましょう。

ＵＫＰＤＳ33において、血糖コントロールの厳しい治療グループとは「薬による集中的な治療を行う群」です。空腹時血糖１０８㎎/dLを目標に、インスリンや飲み薬を追加するという治療方針が貫かれました。

その比較対照となったのが血糖コントロールが緩い治療群。空腹時血糖が２７０㎎/dLを超えず、口が乾くとか、尿が多いといった自覚症状が出ない限りは、薬での治療を行いませんでした。

現在の糖尿病の診断基準では、空腹時血糖で１１０㎎/dL未満が正常、１２６㎎/dL以上が糖尿病と診断されます。その意味では血糖コントロールを厳格にした群は、血糖を正常レベルまで引き下げる積極的な治療だったことがわかります。それに対して空腹時血糖２７０㎎/dLまで薬を使わないというのは、今の基準から考えればとんでもなくいい加減な治療ということになります。

では、集中治療をしたグループでは具体的にどんな治療を行ったのでしょうか。12％が食事療法だけ、38％がインスリン治療、64％に飲み薬が使われました。

一方、比較対照の緩い治療のグループでは、58％が食事療法のみ、16％にインスリン治療が行われ、35％に飲み薬の治療でした。

これからもわかるように、血糖の正常化を目指す治療と、正常とは程遠い血糖をも許す治療とが比べられたわけです。その結果はどうだったのか。研究結果が示したのは、せいぜい１００の合併症が88に減るくらいで、大きな差はなかったということなのです。

つまりは、症状がなければ薬は使わず、食事療法だけにとどめる。血糖が正常に程遠くても、一喜一憂しない。

これも研究結果のひとつの解釈ではないかと思っています。

薬を減らし体重を増やさない方がマシ⁉

一般的にＵＫＰＤＳ33は、厳しい血糖治療によって合併症の予防ができることを証明した研究という位置づけです。

しかし、実際に行われた治療の詳細や、合併症予防についての個別の数字を見ていくと、それは一面的な理解に過ぎないのではないかというのが、この研究結果に対する別の解釈です。

当初この研究は、血糖を正常値に近づけるような厳しい治療によって糖尿病合併症を１００から60にまで減らすことを期待して始められました。

しかし、研究が進むにつれて、１００の合併症がせいぜい90か80に減るくらいの効果しか期待できないことがわかってきました。そして、結果的には１００の合併症が88に減ったところで研究が終了になったのです。

なぜ予想と違った結果になったのでしょうか。

さまざまな理由が考えられますが、その1つの説明として、厳しい治療をしたグループでの体重増加があります。薬の治療は、インスリンにしろ、飲み薬にしろ、体重を増やす方向に働きます。実際に、緩い治療をしたグループに比べて、厳しい治療をしたグループで体重増加分が３kg多かったという結果です。特にインスリン治療をしたグループでその傾向は顕著で、研究開始当初から４kgの増加を認めています。

血糖を下げた分の効果が、薬の影響による体重増加によって打ち消されているかもしれないというわけです。

血糖が下がっても、薬をたくさん使って体重が増えているようでは、血糖が下がった分の効果がないかもしれません。それなら薬を減らして体重が増えない方がいいかもしれないのです。

厳格コントロールだと低血糖が増える

糖尿病患者さんの入院のうち、血糖が上がり過ぎることによる入院と、下がり過ぎることによる入院では、どちらが多いと思いますか。あるいは、血糖の上がり過ぎと下がり過ぎでは、どちらが緊急を要する事態でしょうか。

糖尿病は血糖が上がり過ぎる病気ですから、高血糖の入院の方が多く、対処もそちらの方が急を要すると思われるかもしれません。

しかし、実際はその逆です。高血糖による入院より、低血糖による入院の方がはるかに多いのが現実です。しかも、緊急な対処が必要なのも低血糖の方なのです。

低血糖の症状には、動悸、冷や汗、ボーッとする、強い空腹感、悪夢などがあります。低血糖はブドウ糖の補給を行わないと急を要する危険な状態です。高血糖だけでなく、低血糖にも十分注意を払うことが重要です。

ＵＫＰＤＳ33において、高血糖による死亡は血糖コントロールが緩い治療群１１３８人のうち１人、低血糖による死亡は厳しい治療群２７２９人中１人に認められたにすぎません。

しかし、重症の低血糖については、緩い治療群では８人（０・７％）に対し、厳しい治療をした群のうち、飲み薬を使ったグループでは1・0〜1・4％、インスリンを使ったグループでは1・8％でした。つまり、厳しい治療グループの方が多いという結果です。すべての低血糖で見てみると、緩い治療群で10％に対し、飲み薬を使用した群で16〜21％、インスリン使用群では28％にも上りました。

さらに低血糖時には、脈拍数が上昇するなど心臓に対する影響もあり、心筋梗塞などの合併症が増えることが最近指摘されています。ＵＫＰＤＳ33で血糖コントロールをしても心臓合併症が減らなかった背景には、低血糖が多かったことも関連しているのかもしれません。

「相対的に合併症が減った」という指標の意味

ＵＫＰＤＳ33では、糖尿病の全合併症が年率4・6％から4・1％に減ったという結果でした。

この2つの数字からさまざまな治療効果の指標が計算されます。

まず割り算をしてみます。4・1％÷4・6％＝0・89となります。この割り算の指標を相対危険といいます。対照治療を基準にして、相対的に合併症がどれだけ減ったかを示した指標という意味です。対照群で起こる100の合併症が治療群では89に減るというわけです。

さらにこの相対危険を1から引いたものを相対危険減少と呼びます。相対危険の減少分がどれくらいかというわけです。すなわち1－0・89＝0・11、つまり11％合併症が減ったというのです。

それでは今度は引き算してみましょう。4・6％－4・1％＝0・5％となります。この0・5％を絶対危険減少といいます。割り算の指標では、合併症は11％減るということになるのですが、引き算の指標では0・5％減るに過ぎないということになります。

さらにこの0・5％を逆数にすると200となりますが、これは治療必要数という指標で、1年間に200人を厳しく治療すると、治療のおかげで1人の合併症が予防できるという指標になります。

相対危険減少で11％合併症が減るというのでも治療効果が怪しいと感じる人もいるでしょう。しかし、それはどちらかというと治療効果を大きく見せる指標なのです。

絶対危険減少では0・5％減るに過ぎない、治療必要数では200人治療しないと1人の合併症を予防できないとなります。

そうなるととても有効な治療とは思えないのではないでしょうか。治療効果を表す指標によって治療効果に対する印象が変わってしまいます。自分が見ている指標が割り算によるものなのか、引き算によるものなのか、よく吟味する必要があるわけです。

メトグルコによる「薬で糖尿病の合併症が減る」の根拠

これまでは血糖を集中的に下げる治療の効果を取り上げてきました。ここからは、具体的な糖尿病の治療薬についてお話ししましょう。

最初にメトホルミン（商品名 メトグルコ）です。この薬はビグアナイド系と呼ばれるグループに属します。血糖を下げるホルモンであるインスリンの効きをよくする働きがあります。

ところが、乳酸アシドーシスという死につながる副作用の危険のため、日本ではほとんど使われてきませんでした。

その状況を見直すきっかけになったのは、ＵＫＰＤＳ34（英国前向き糖尿病研究34）という研究です。メトホルミンを使うと糖尿病の合併症全体が減少するとわかったからです。

これは、前回まで取り上げてきた集中的な血糖コントロールを行うグループのうち、肥満のある糖尿病患者を対象として行われた研究から判明しました。

それを数字で見ていきましょう。

比較対照となったのは空腹時血糖値が270mg/dLを超えない限りは積極的に薬の治療を行わないグループです。そのグループで年率4・33%発症していた糖尿病合併症が、メトホルミンを使うことで年率2・98%に減ったというのです。

これを前回紹介した割り算の指標である相対危険でいうと0・68です。つまり、100の合併症が治療により68まで減る、32%減少するということです。

引き算の指標、絶対危険減少では1・35%、治療必要数では75人となります。つまり、75人に1年間メトホルミン治療をすると1人は合併症を予防できるというわけです。

UKPDS33ではメトホルミン以外の治療として、インスリンとインスリンの分泌を刺激するスルホニル尿素という薬が使われていますが、この治療での合併症の減少は示されませんでした。

UKPDS33で示された合併症予防効果の大部分は、このメトホルミンによって得られたものなのです。

糖尿病の合併症リスクを減らす薬の飲み方

ＵＫＰＤＳ34で糖尿病合併症の予防効果を示したメトホルミン、「メトグルコ」という薬について、その使い方をもう少し細かく見ていきましょう。

研究では、最初に８５０㎎という量を朝、糖尿病の患者さんに投与することからスタートしました。それで十分な効果が得られなければ朝夕に８５０㎎ずつの計１７００㎎に増量。それでもだめなら、朝に１７００㎎、夕に８５０㎎の計２５５０㎎を使うという方法です。

日本で処方されるメトグルコは２５０㎎と５００㎎の２種類です。英国の研究に準じて使うと、まず朝２５０㎎と５００㎎を1錠ずつの計７５０㎎で始め、それで十分な効果が出なければ７５０㎎を夕に追加。それでもだめなら朝は２５０㎎と５００㎎をそれぞれ2錠ずつと夕に７５０㎎の計２２５０㎎にするという使い方になります。

ＵＫＰＤＳ34の参加者の平均は体重86㎏、ＢＭＩ31というかなりの肥満です。それより肥満度の低い、体格の小さな日本人では、このままの処方では少し薬が多すぎるかもしれません。

そこで私は、体重が50～60㎏の平均的な日本の患者さんに対しては、まず500㎎朝1回で始め、次にそれを朝夕2回の1000㎎で、さらにダメなら、朝1000㎎、夕500㎎か朝昼夕に500㎎ずつの計1500㎎のどちらかにしています。ただし、日本人であっても体重がUKPDS34の参加者並みの人では750㎎を3回、あるいは1500㎎と750㎎の2回という処方を使うこともあります。

ある患者が、こうした処方を他の医者に見せたところ、〝こんな使い方は見たことない〟と言われたと話してくれました。しかし、メトグルコ単独のこの処方こそ、もっとも合併症予防効果が明らかな治療法なのです。

薬の追加は逆効果――死亡率が増加

インスリンの効果を促進するメトグルコの合併症予防効果を明らかにしたUKPDS34では、もう1つ別の検討がなされています。

最初にスルフォニル尿素（商品名 ダオニール、アベマイド）という血糖を下げる薬で治療された患者のうち、十分な効果が表れなかった患者さんに、メトグルコを追加して合併症がどうなるかをみたものです。

その結果は意外なものでした。糖尿病に関連した死亡は、積極的な薬の治療を行わないか、スルフォニル尿素だけを使ったグループで年率0・86%。一方、メトグルコ追加群では年率1・68%でした。追加群は相対危険で1・96倍多く、死亡全体でも1・6倍多いという結果だったのです。

つまり、メトグルコの追加は効果があるどころか有害で、メトグルコは第1選択として使った場合にのみ効果があるというわけです。

ただし、この解釈には難しい点があります。後からメトグルコを追加した対象者は年齢が高かったり、肥満度の程度が軽かったりしています。その点、メトグルコ治療のみの対象者グループと異なっています。ですから、高齢者や肥満がない人でのメトグルコの効果は小さいかもしれないのです。

とはいえ、それもまた仮説の域を出ず、結論を出すためにはまだ次の研究が必要な状況です。

少なくとも、高齢でなく、肥満のある糖尿病患者に対して、メトグルコは真っ先に使うべき薬で、スルフォニル尿素のような別の薬を先に使って、後から追加することは勧められません。ここでもメトグルコを第1選択にすべきであるという結果なのです。

安くて効果のある薬が使われていない

メトグルコは糖尿病合併症予防効果がもっとも明確に示された薬ですが、インスリンの効きをよくするという点でよく似た薬にピオグリタゾン（商品名 アクトス）という薬があります。

メトグルコが「ＵＫＰＤＳ34」という研究で確かな合併症予防効果が示されているにもかかわらずあまり使われなかったのに対し、このアクトスは、効果を明確に示した研究がないにもかかわらず、非常に多く使われた薬です。ここにも「かっけ」治療の不幸な歴史が顔を出しています。

アクトスの治療効果を検討した研究結果を見てみましょう。この研究はＰＲＯａｃｔｉｖｅ研究と呼ばれ、メトグルコの効果を検討をしたＵＫＰＤＳ34が発表された7年後の２００５年に発表されました。

治療効果を死亡、心筋梗塞、脳卒中、足の壊疽などを合わせた合併症で検討していますが、約3年間追跡の結果、合併症の発生率は対照群で２１・７％、アクトス群で１９・７％、相対危険０・９０と、はっきりした差が示されていません。薬の値段を比べてみると、メトグルコは５００㎎１錠で19円、アクトスは15㎎１錠で７３・８円。

効果がはっきりしたメトグルコの方が安いのです。さらに、２０１１年の売り上げで見ると、アクトス３１８億円、メトグルコ85億円というデータがあります。効果が不明確で値段の高い薬の方がかなり多く使われているわけです。まったく理解不能ですが、現実はそうなのです。

アクトスを飲んでいる患者さんは、メトグルコに替えてもらえば、効果も大きく値段も安くなります。ぜひ主治医と相談してみましょう。

メトグルコの副作用

これまで、糖尿病の治療薬「メトグルコ」についていい話ばかりを書いてきましたが、やはり副作用もあります。嘔吐、吐き気、食欲低下はよく見られる副作用ですが、これらは投薬を中止すれば改善します。それに対し、ひとたび起こると大変なことになるのが「乳酸アシドーシス」です。

メトグルコの働きの1つに「肝臓で糖をつくるのを邪魔して血糖を下げる」というものがあります。糖は乳酸という物質からつくられます。乳酸は酸性の物質で、メトグルコが効き過ぎて糖に変わらず蓄積してしまうと、体が酸性に傾いて乳酸アシドーシスを引き起こします。致死率が50％にも及ぶ危険な副作用です。

乳酸アシドーシスを防ぐためには、まずは肝臓や腎臓の機能に問題がないかどうかチェックすることが重要です。糖尿病の患者さんは腎臓に問題があることが多いので、特に腎臓のチェックは欠かせません。

また、高齢者も腎臓の機能が低下している場合が多く、メトグルコの添付文書上では「75歳以上の患者には投与の適否を慎重に判断」となっています。

もっとも、この副作用の頻度は、比較的高めの報告をしている論文でも「10万人に対し数人」で決して多くはありません。「コクランレビュー」という質の高い論文を見てみると、計３４７の研究をまとめた7万４９０人の観察の中で乳酸アシドーシスの発生は認めず、メトグルコを飲んでいないグループと差がなかったことを示しています。

この研究結果から類推される乳酸アシドーシス発生の上限は「10万対4・3以下」と報告されています。

腎臓や肝臓に異常がなければ、メトグルコは安心して使える薬なのです。

薬による糖尿病治療——長寿は証明されず

糖尿病患者は健康な人と比べて平均10年程度、寿命が短いといわれています。そこで、なんとか血糖を正常に近づけ、寿命も健康な人に近づけようと、食事や運動に気をつけて、薬で血糖を下げて、と頑張るわけです。

しかし、糖尿病治療の寿命に対する効果を検討した研究によって示された結果は、意外なものばかりです。

最初に示されたのは、以前取り上げたスルフォニル尿素という血糖を下げる薬やインスリンによって、心臓や脳の疾患をむしろ増加させたという１９７０年のＵＧＤＰ研究です。死亡についても同様で、薬を使って血糖を下げたグループの方が寿命も短くなっています。８年後の死亡率で見てみると、プラセボ（偽薬）を使ったグループでは１１・４％だったのに対し、トルブタミドという血糖を下げる薬を使ったグループでは１９・８％で、インスリンを使ったグループですら、１１・７％とプラセボグループとほとんど変わらないという結果でした（**図6**）。

さらに薬の治療で糖尿病合併症の予防効果を初めて示したＵＫＰＤＳ33（１９９８年発表）においても、薬による集中的な血糖コントロールグループで死亡率が年率１・

1・79％に対し、通常治療グループでも1・89％とほとんど違いはなく、血糖が下がっても、それに応じた寿命の延長は示されませんでした。

2008年のACCORD研究においては、HbA1c 6％を目指して厳しい薬の治療を行うグループと7％台の緩やかな治療のグループとを比較すると、前者の方が20％以上死亡が多いということが示され大きな話題を呼びました。

薬による厳しい治療によって、寿命の延長効果はいまだ示されていないばかりか、むしろ短命という研究結果が複数あるのです。

図6　UGDP研究で明らかになった死亡に対する効果

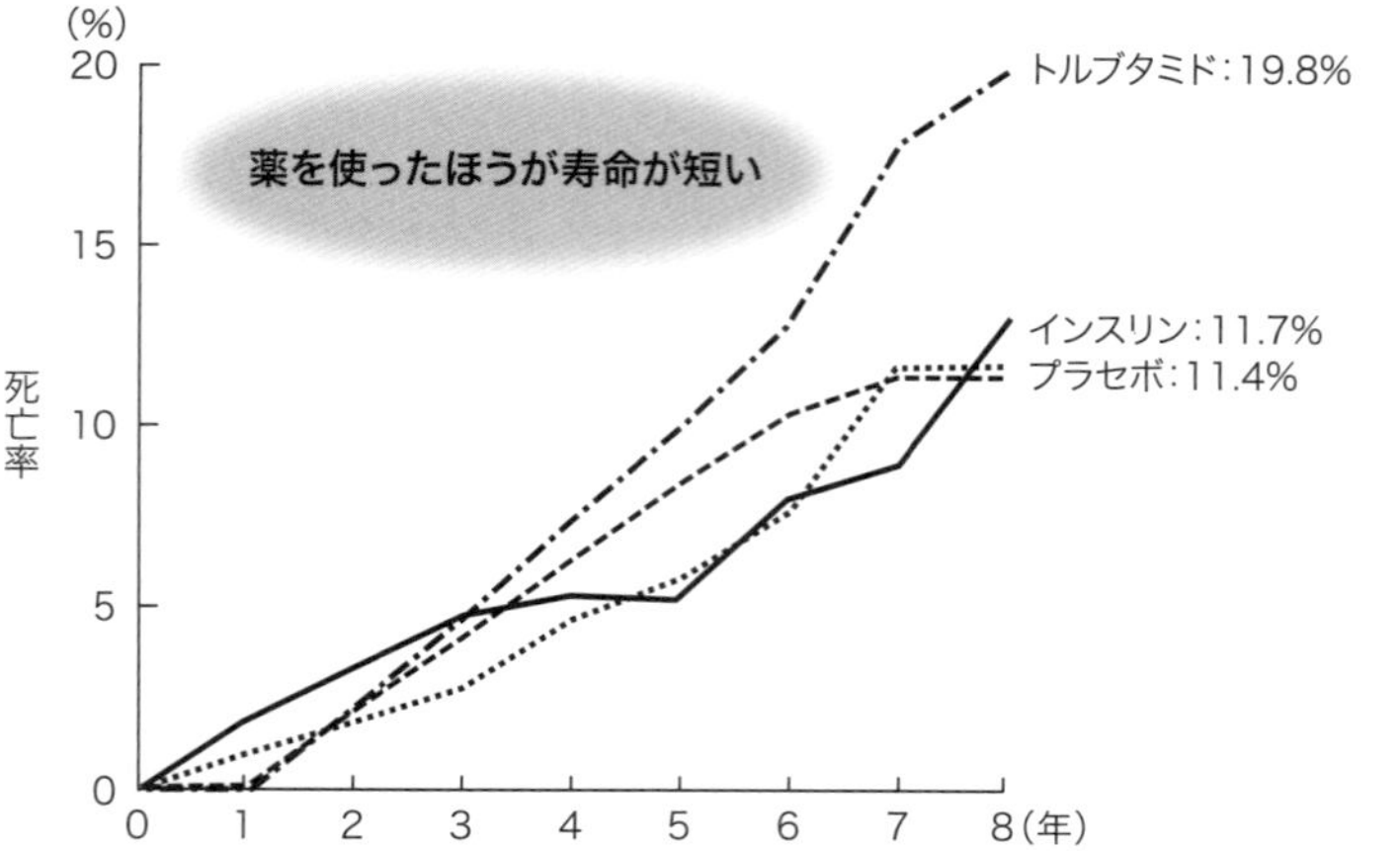

（*Diabetes* 1970;19:Suppl:789-830. より作図）

糖尿病の薬で寿命が延びないワケ

薬で厳しく糖尿病治療をしても寿命を延ばす効果がない、あるいは寿命を短くするかもしれないことが、多くの研究で示されています。なぜそんなことになるのでしょう。

ひとつは低血糖です。人の生命活動のエネルギー源である、血液中のブドウ糖の量が減る状態を低血糖といいます。異常な空腹感の後に動悸・震えの症状が出たり、ひどいと脳の働きが低下したりします。昏睡状態から死に至ることもあります。

薬による厳しい糖尿病治療は深刻な低血糖を2～3倍増加させることが複数の研究により示されています。

低血糖は糖分を補給しないと死につながる怖い副作用です。薬で血糖を下げることによる寿命延長の効果を副作用である低血糖が相殺してしまったり、逆に死亡を増やしたりしているのかもしれません。

しかし、ACCORD研究（HbA1c 6％という正常値を目指して厳しい治療をしたグループで20％死亡が増加した）では、重症の低血糖では死亡の増加を説明できないとの結果でした。

血糖が下がりすぎるとアドレナリンという血糖を上げるホルモンが放出されて脈拍が増えますが、脈拍の増加は心臓に負担をかけます。その結果、心筋梗塞などの心臓の合併症が増える危険があります。低血糖が直接の死因になっていなくても、低血糖に対する反応が心臓病を引き起こすなどして、死亡が増えているかもしれないのです。

血糖を下げることにより、寿命が延びている部分はあるでしょう。しかし、薬には副作用が避けられません。薬の副作用によって、血糖を下げて寿命を延ばす効果以上の害をもたらすような状況があるのです。そして現実に糖尿病を薬で治療する場合には、その危険が複数の研究で明確に示されているのです。

ＨｂＡ１ｃの値と死亡率との意外な関係

これまでお示ししたように、糖尿病治療による寿命の延長ははっきりとは示されていません。このことは1～2カ月の血糖値の平均値を表すＨｂＡ１ｃと死亡の関係を検討した研究を見ても明らかです。

３万人近い糖尿病患者さんの治療中のＨｂＡ１ｃの平均値と死亡の関係を調べた研究があります。結果は驚くべきものでした。

ＨｂＡ１ｃは6・5％以上だと糖尿病と判定される指標で、本来なら6・5％未満の人の寿命が一番長くなるはずです。ところが、結果を大ざっぱに言えば、ＨｂＡ１ｃ７～８％くらいの人がもっとも長生きで、6・5％未満の人のほうが短命でした（**図7、8**）。

この傾向はインスリンで治療をしている糖尿病患者さんに顕著で、ＨｂＡ１ｃ６・５％未満の正常な人と、１０・５％ととんでもなく高い人の死亡率がほぼ同じだったのです（**図7**）。

また飲み薬で治療をしている患者さんでも、6・5％の人と9・5％の人の死亡率がほぼ同じでした（**図8**）。

もちろんこの結果は、飲み薬やインスリンで糖尿病治療をしている人での結果なので、もともとＨｂＡ１ｃが6・5％未満の健康な人には当てはまりません。糖尿病になってしまったらいくら薬で一生懸命治療しても、もともと正常な人のように長生きができるわけではないというのです。

こうした研究結果は、薬で治療をしている糖尿病患者さんに広く伝えられるべきものと思いますが、あまり話題になりません。ぜひ他のメディアでも取り上げてもらいたいものです。

図7 インスリン治療と死亡率

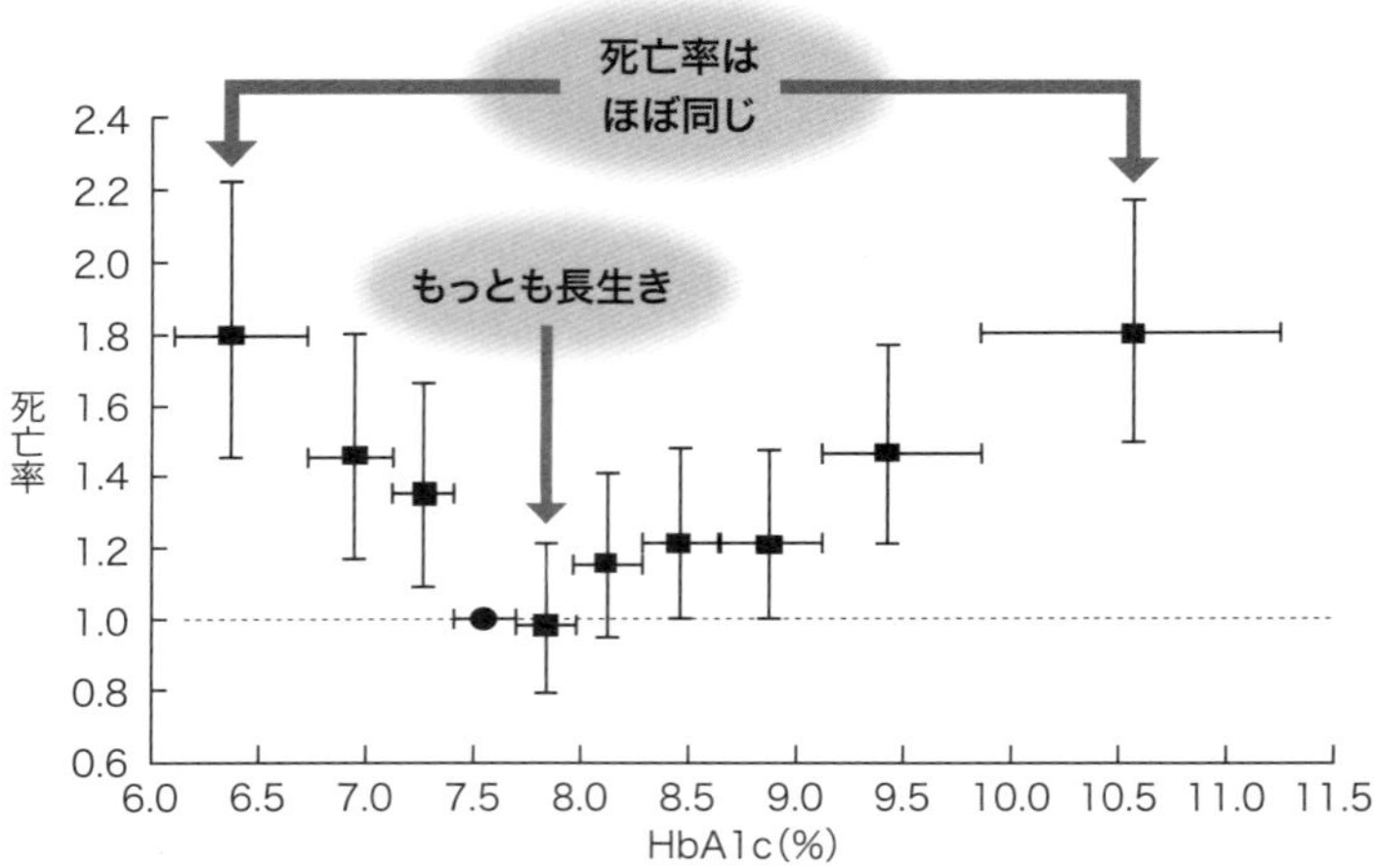

（*Lancet* 2010 Feb 6; 375(9713): 481-9. より作図）

図8 経口糖尿病薬と死亡率

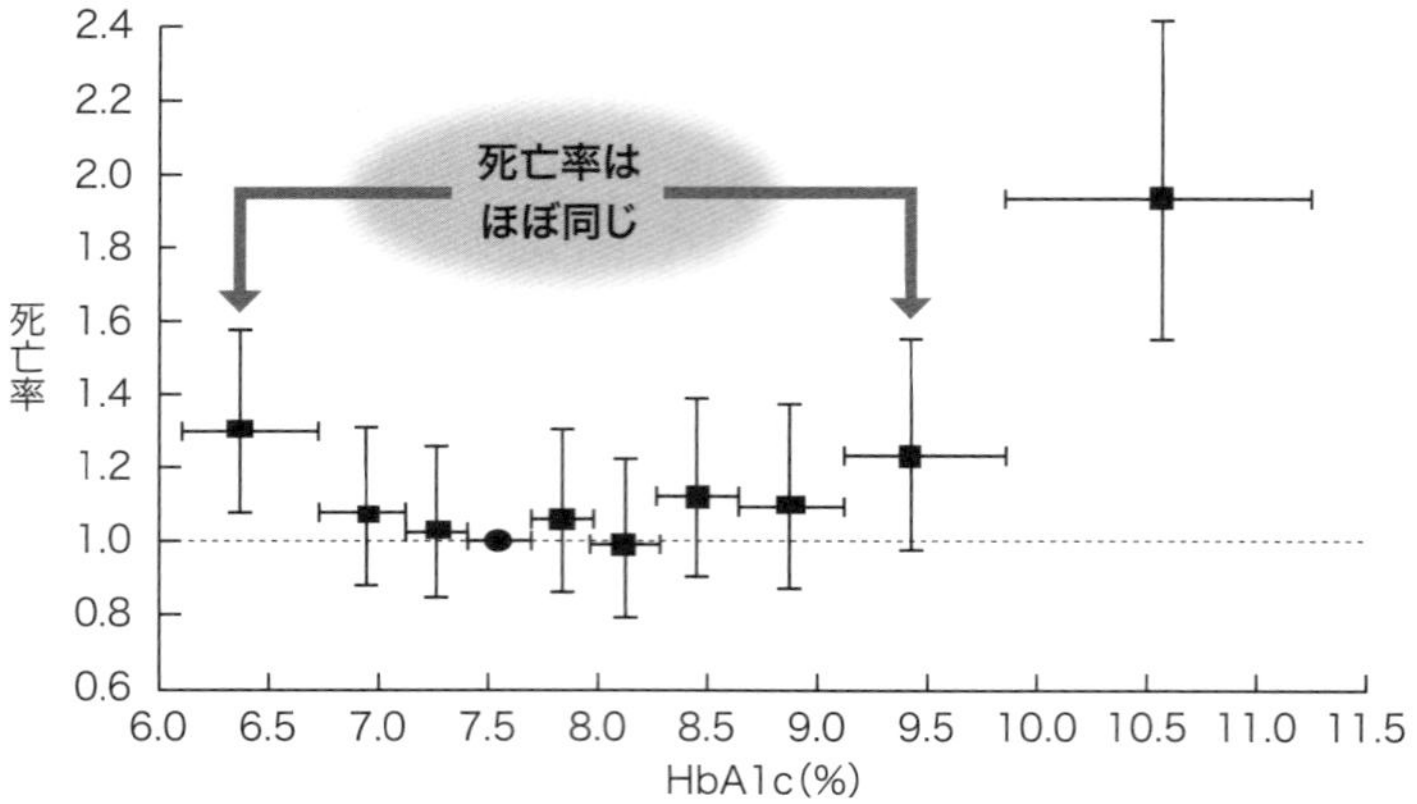

（*Lancet* 2010 Feb 6; 375(9713): 481-9. より作図）

糖尿病はがんのリスクも高い

糖尿病の患者さんで、心筋梗塞や脳卒中などの血管が詰まる合併症が多いことは広く知られています。しかしそれだけでなく、糖尿病はがんとも関連している事実が従来から繰り返し話題になっています。さらに糖尿病の厳しい治療による死亡の増加が、がんの増加によってもたらされている可能性があるわけです。

ただこの関連は、必ずしも糖尿病が「原因」でがんが「結果」であると明確になっているわけではありません。糖尿病の患者さんは定期的に医療機関を受診します。糖尿病と直接関係なく、単に医療機関を受診する回数が多いためにがんが見つかりやすいだけかもしれないのです。その半面、高血糖やインスリン自体に発がん性があることを示した研究もあり、結論は必ずしも明確ではありません。

そこへ、これまでの研究を網羅して検討した論文がイギリス医師会雑誌に掲載されました。その報告によれば、乳がん、胆管細胞がん、大腸がん、子宮内膜がんの4つについて、糖尿病の患者さんで危険が高いことが示されています。

乳がんについては糖尿病がない人に比べて1・2倍ほどがんになる危険とがんによる死亡リスクが高く、胆管細胞がんは1・97倍かかりやすく、大腸がんでは1・27

倍なりやすく、1・2倍死ぬ危険が高いという結果です。子宮内膜がんについてはそれぞれ1・97倍かかりやすく、1・23倍死ぬ危険が高いとなっています。

糖尿病の患者さんのがんの増加原因に関しては、糖尿病そのものが原因になっているというだけでなく、糖尿病で使われる薬との関係も疑われています。この点からいっても、あまりに厳しい血糖治療は、いい面ばかりではないかもしれないのです。

インスリンはがんを増やす⁉

糖尿病患者でがんが多いという事実は、糖尿病そのものによるものと、糖尿病で使われる薬によるものの両方の可能性があります。ここでは、薬の種類によって糖尿病とがんの関係がどう異なるかについて検討した研究を紹介しましょう。

この研究では、6万人以上の糖尿病患者さんを、「メトグルコのみで治療」「スルフォニル尿素のみで治療」「両者で治療」「インスリンで治療」の4つのグループに分けて、がんとの関係を見ています。

その結果は、メトグルコのみで治療をしたグループでがんがもっとも少なく、スルフォニル尿素で治療をしたグループではその1・36倍、メトグルコとスルフォニル尿素の両方で治療したグループで1・08倍、インスリンで治療したグループで1・42倍、がんが多いというものでした。

合併症予防の点でも他の治療に勝るメトグルコが、ここでもがんが少ないという、いい結果です。合併症を予防し、がんが少なく、値段が安いというわけですから、まずメトグルコを使うのが第一ということは、ここでも示されています。

それでは、スルフォニル尿素やインスリンを使ったグループでがんが多いのはなぜでしょう。これはやはりインスリンそのものにがんを増やす作用があるのかもしれません。というのもスルフォニル尿素も膵臓を刺激してインスリンを多く出す薬ですから、インスリンを多く使うのと同じような効果があります。これに対して、メトグルコはインスリンの効きをよくする薬で、少ないインスリンを効率よく使うためにインスリンが高くならず、他の治療に比べてがんが少ないのかもしれないのです。

安くて効果が優れている薬が普及しないワケ

薬品メーカーから多額の講演料をもらっている医師のリストが公表されるようになりました。2013年度のデータでは、1000万円を超える額を受け取っていた医師は184人で、最高額は4700万円だったとのことです。3000万円を超える医師は6人、その上位4人が糖尿病の専門医でした。

講演会の内容はさまざまですが、多くは発売直後の新しい薬に関わるものです。本章で繰り返し強調してきた「糖尿病の第1選択薬はメトグルコです」というような内容の講演ではなく、講演会を主催する薬品メーカーの新薬をどう使うかといったような内容が中心なのでしょう。

「なのでしょう」などという書き方をしたのは、私自身はこうした講演会に出たことがなく、本当のところどんな内容で行われているのかはわからず、推測で言っているからです。おそらく、それほど外れてはいないでしょう。こうした講演会やMR（薬品メーカーの情報提供担当者）からの情報で日頃の処方を決めているような多くの医者が、こうした偏った情報に影響され、メトグルコでなく新薬を処方してしまうわけです。

古くて安いにもかかわらず、数字の上からは誰が見てももっとも優れた効果のあるメトグルコがなかなか普及しない背景には、こうした状況があります。

メーカーは値段が高く利益の大きい新しい薬を売りたいに決まっている。そんな中、新薬でなく、古くて安いメトグルコを第1選択で使うことが、臨床医としての役割だと思っています。

メタ分析が語る薬による血糖抑制のホントの効果

これまで多くの研究結果を示してきましたが、これらの研究はメタ分析という方法で一つにまとめられています。薬による集中的な血糖コントロールの効果についても、2013年に網羅的なメタ分析が発表されています。

その論文の結論を見てみましょう。そこには「寿命や心筋梗塞、脳卒中予防に対して、集中的な血糖コントロールの効果は限られたものでしかない。寿命に対しては、8％減少の可能性があるが、8％の増加を否定できない。心筋梗塞、脳卒中による死亡に対しては、6％減少の可能性を残すが、21％の増加の危険を否定できない」とあります。

これは大変なことです。糖尿病患者の寿命は血糖の治療によってもほとんど変わらないこと、死につながるような心筋梗塞、脳卒中が予防できないことが、多くの研究のまとめで示されているのです。

それ以外の結果を見てみると、死につながらないような心筋梗塞が少なく見積もって2%、多く見積もれば23%予防でき、網膜症が8〜32%、腎症が5〜40%予防できると報告されており、治療が無意味というわけではありません。

もちろん、これはHbA1c 7%未満、あるいは6%未満を目指すような厳しい血糖治療と緩めの治療の比較ですが、HbA1c 6%を目指すような治療は、患者のストレスを増やすばかりで、大して効果を期待できないことが多くの研究によって示されているのです。

初期の糖尿病は厳しい治療が重要

糖尿病の厳しい治療に大きな効果は期待できないということを、繰り返し書いてきました。

しかし、それはすでに長く糖尿病の治療を続けている患者の話で、「新しく糖尿病と言われた患者は厳しい治療が必要」という意見があります。背景にあるのは、UKPDS80（英国前向き糖尿病研究80）という論文です。

これは、UKPDS33、34という本章で取り上げてきた論文の、さらに10年後の追跡結果です。

最初の報告は治療開始から15年後の時点での結果ですから、最初の15年は厳しい治療と緩い治療の比較、その後の10年はどちらも厳しい治療が提供されています。

結果を見ると、これまではっきりした効果が示されていないスルフォニル尿素とインスリン治療によっても、治療開始から25年時点の死亡が13％減少、少なく見積もって4％、多く見積もれば21％減るという結果です。心筋梗塞も15％、網膜症や腎症は24％減ることが示されています。病初期の厳しい治療はその後10年、遺産として効果が残るということで、この病初期の治療効果を「遺産効果」と呼んでいます。

しかし、この論文で比較されているのは、新たに糖尿病と診断された患者で、当初15年のＨｂＡ1ｃ 7％の厳しい治療と、8％の治療を比較して、その後10年の追跡を経て示されたものです。

最近の糖尿病の厳しい治療とは、ＨｂＡ1ｃ 6％を目指すというさらに厳しいもので、そのような厳しい治療での効果が示されているわけではありません。初期からの厳しい治療が重要といっても、ＨｂＡ1ｃ 7％くらいの治療で十分かもしれません。

遺産効果の実態——80歳までは変わらない

前項ではＵＫＰＤＳ80という論文の結果を紹介しました。新規の糖尿病患者では、最初15年の厳しい治療がその後も〝遺産効果〟として継続し、25年後に寿命の差として表れてきたという内容です。今回は、そこで示された死亡に対する遺産効果について詳しく見てみましょう。

25年後の研究終了時の死亡率で見てみると、当初15年、インスリンとスルフォニル尿素で厳しい治療をしたＨｂＡ１ｃ ７％のグループでは約60％が死亡、それに対しＨｂＡ１ｃ ８％の緩い治療のグループでは、約70％が死亡

図9 UKPDS80の結果からわかった死亡に対する効果

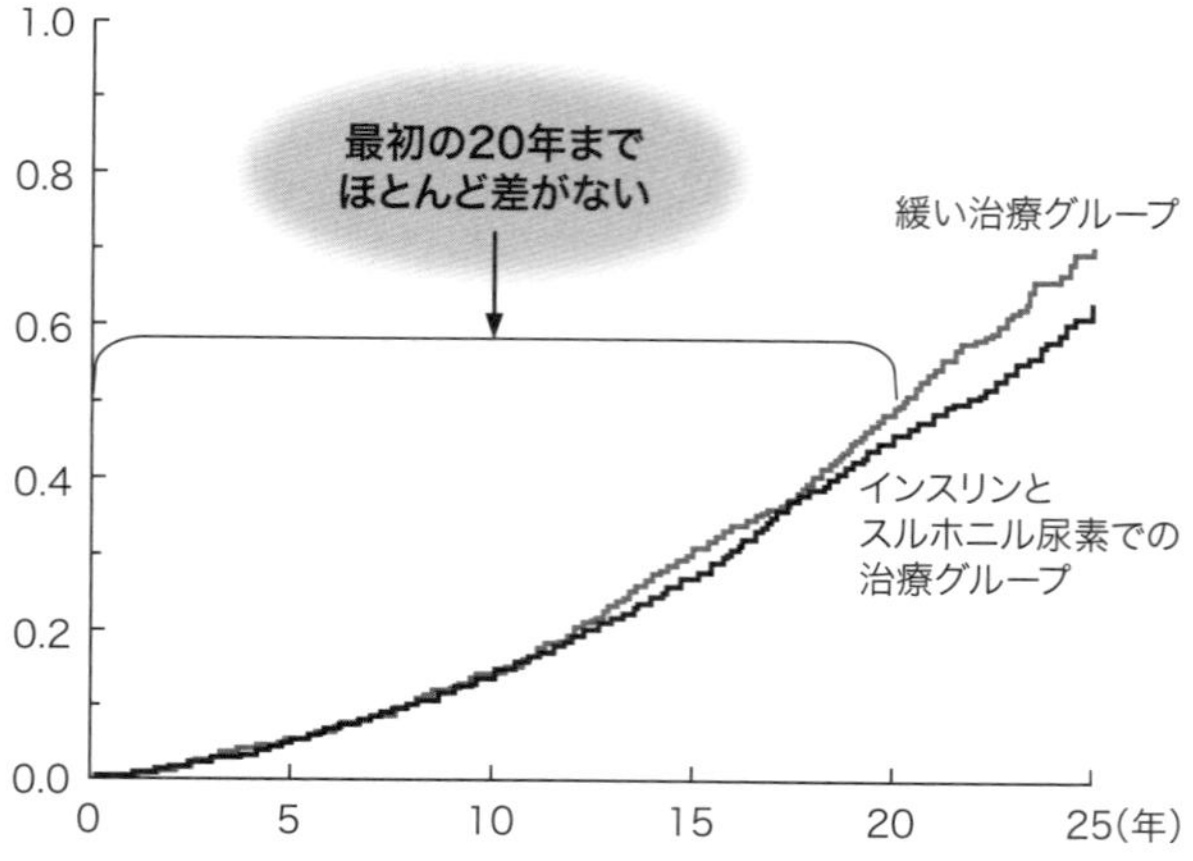

（*N Engl J Med* 2008;359:1577-89. より作図）

という結果です。

この数字からすると、ＨｂＡ１ｃ７％を目指す厳しい治療の寿命延長効果は明らかなように思われます。

しかし、この差を論文のグラフで見てみると違った側面が見えてきます。両群のグラフを見ると、最初の20年まではほとんど重なっています（図9）。20年を過ぎたあたりから2つのグラフは離れ始めて、20年から25年後の最後の5年間で70％と60％と、死亡率の差が明確になっているのです。

研究に参加した患者は当初60代前半ですから、最初の20年でほとんど差がないということは、80歳過ぎまでは、両群の死亡率はおおよそ同じということです。70％の死亡率が60％に減ると聞くと、何か大きな違いのようにも思えますが、60代前半で新たに糖尿病と診断されたとしても、最初の15年のＨｂＡ１ｃが7％だろうが8％だろうが、どちらも20年くらいで50％程度が亡くなるという点で、まったく差がないのです。

DPP4阻害薬の効果——ニセ薬と比較して差がないから安全ってなに？

糖尿病の飲み薬で今、もっとも売れているのは、ＤＰＰ４阻害薬という薬です。「ジャヌビア」「オングリザ」「ネシーナ」「エクア」などさまざまな名前の薬があり、とても覚え切れません。

こんなに似たような薬を何種類も出す必要はないわけですが、糖尿病はたくさんの患者がいるので、多くの種類があって競合しても、それなりに売れてそこそこ採算が取れる。メーカーにとってはいい薬であるわけです。

このＤＰＰ４阻害薬の効果について検討した研究があります。私には計画の段階で意味がわからない研究です。というのも、これまでの治療にＤＰＰ４阻害薬を追加し、偽薬であるプラセボと比較して差がないことを検討した研究なのです。

１錠何百円もする薬がニセ薬と同等の効果であることを検討する研究というのが、倫理的に許容されるというだけでびっくりです。

さらに、その結果と世の中への伝わり方も驚くべきものです。脳卒中や心筋梗塞などの心血管疾患については、ＤＰＰ４阻害薬で治療した群で７・３％、プラセボ群で７・２％、相対危険は１と、当初の予想通り差がないという結果です。

これがどんな具合に伝えられているかというと、心血管疾患を増やす副作用はなく、プラセボと同等に安全な薬であるというような、信じられない情報として広まっています。

〝ＤＰＰ４阻害薬を追加しても、脳卒中や心筋梗塞が増えるというデータはありません。安心して追加してください〟。そんなでたらめなプロモーションで今や糖尿病患者にもっとも多く使われている薬、それがＤＰＰ４阻害薬なのです。

ＤＰＰ４阻害薬は安全と言えるのか

現在、もっとも処方されている糖尿病治療薬のＤＰＰ４阻害薬ですが、心筋梗塞や脳卒中を予防するというデータはありません。プラセボ（偽薬）と同等という結果があるだけです。さらに、この薬では驚くべき結果が示されています。

心不全による入院は、ＤＰＰ４阻害薬群で３・５％、プラセボ群で２・８％と、ＤＰＰ４阻害薬を飲んだ群で増加しているのです。

相対危険は１・２７と、心不全を27％増やすという結果です。だから、心血管疾患を増やすことなく安全というのも、実はウソなわけです。

また、入院が必要になる重度の低血糖は、ＤＰＰ４阻害薬群で０・６％、プラセボ群で０・５％と、薬を飲んだほうが多いと報告されています。ＤＰＰ４阻害薬は低血糖を起こしにくい薬として宣伝されていますが、従来の治療に追加した場合には、他の薬と同様、低血糖のリスク増加の可能性が示されたのです。

このＤＰＰ４阻害薬の心不全や低血糖増加の危険については、あまり情報が流されません。医者も案外知らずに処方していたりしますから驚きです。

ＤＰＰ４阻害薬がもっとも使われている事実に対して、もし言い訳ができるとすれば、血糖を下げる効果は明らかで、網膜症や腎症についての効果を期待して使えばいいという理屈は成り立ちます。しかし、残念ながら今のところそれすら示されていません。それは事実に基づいているわけでなく、単なる予想や期待に過ぎないのです。

鳴り物入りで発売された糖尿病新薬の効果と害

本章の最初に少し紹介したのですが、ＤＰＰ４阻害薬よりさらに新しい糖尿病の薬に、ＳＧＬＴ２阻害薬という薬があります（Ｐ１１３）。

この薬は体の中に余分に取り込んだ糖分を尿に捨ててしまうという薬で、〝食事療法がうまくいかなくて糖分を取り過ぎても尿に出してしまえば問題ない〟〝好きな甘いものを食べても大丈夫〟という夢の薬であるかのような触れ込みでした。

しかし、この薬は２０１４年４月に発売後、数カ月の間にさまざまな副作用が報告され、問題となっています。尿に糖分を捨てる際に水分も一緒に捨ててしまうため、尿量が増加し、脱水症になりやすいことが欠点のひとつです。

実際に、利尿薬との併用例で重症の脱水症をきたしたり、脱水を契機に脳梗塞を発症したことが疑われる報告があります。尿路感染や重症の低血糖も増加していますが、これも薬の作用から考えると、副作用である可能性が高いでしょう。また、全身の皮膚や粘膜に発疹が出るスティーブンス・ジョンソン症候群という重症の副作用も報告されています。

ただこのＳＧＬＴ２阻害薬はＤＰＰ４阻害薬と異なり、心筋梗塞や脳卒中に関して、カナグリフロジン（商品名 カナグル）の投与で年率３・２％から２・７％まで少なくなるという報告があり、合併症予防効果が示されています。しかし、糖尿病による足の壊疽のために足の切断になった人が０・３４％から０・６３％へ、骨折が１・２％から１・５％に多くなるという副作用も同時に報告されており、注意が必要です。

ＳＧＬＴ２阻害薬で足の切断、骨折が増える理由についてはいまだはっきりしていません。今後の研究によって否定される可能性もありますが、今の時点では、副作用の可能性を考慮し、下肢の血流が低下している人や骨折リスクの高い人では使わないほうが無難でしょう。

血糖より血圧とコレステロールの低下が大切

糖尿病の治療の中で一番重要なのは、「血糖」だと思われているかもしれません。しかし、実際の治療効果を見てみると意外な事実がわかります。

血糖を下げて心筋梗塞や脳卒中が予防できるというデータはなかなか見つかりませんが、糖尿病患者が血圧やコレステロールを下げると、心筋梗塞や脳卒中が予防できるという研究結果はたくさんあるのです。

たとえば糖尿病患者で、HbA1cを8％から7％に改善する治療と、上の血圧を10㎜Hg下げる治療では、どちらが心筋梗塞や脳卒中の予防効果が大きいと思われますか？

これを、UKPDS33（英国前向き糖尿病研究33）とUKPDS38（同38）という同じグループが行った研究を比較することで、検討してみましょう。

UKPDS33では、HbA1cを1％改善させることで、年率4・6％の糖尿病合併症が4・1％に減るという結果ですが、それに対して高血圧を合併した糖尿病患者を対象としたUKPDS38では、収縮期血圧約10㎜Hgの減少で、6・7％の糖尿病合併症を5・1％に減らしたという結果です。高血圧治療の方で合併症予防効果が高いのです。

コレステロールについても同様です。ＵＫＰＤＳのグループからの報告ではありませんが、コレステロール降下薬スタチンを使うと、４・１％の合併症を３％に減らすという報告があります。

糖尿病患者は血糖に気を取られがちですが、実際の数字を見ると意外なことがわかります。血糖以上に、血圧やコレステロールの治療が大事なのです。

糖尿病患者がアスピリンを使う効果と副作用

血液をサラサラにしてくれる薬として広く使われているアスピリンですが、糖尿病患者に対する効果はどうなのでしょう。その前に、そもそもアスピリンが「血液をサラサラにする薬」というのは誰が言い始めたのでしょうか。あまり正確な表現とはいえません。アスピリンは血小板に作用して血液を固まりにくくする薬です。血を固まりにくくする作用があるので、出血しやすくなるという副作用が避けられません。治療効果を期待する半面、脳出血が増えたり、胃潰瘍からの出血が増えたりする副作用が、その効果を上回っていないか、きちんと吟味する必要があります。

これまで脳梗塞や心筋梗塞を起こしたことがある人の再発予防に関しては、再発予防効果が出血の害を上回ることが示されています。逆に、これまで何も病気がないような元気な人では、予防効果より害の方が上回る可能性が指摘されているのです。

糖尿病の患者さんはその間にあり、果たしてアスピリンの予防効果が副作用を上回るかどうか、きちんと検討する必要があります。

そうした状況に対して、日本人の糖尿病患者でアスピリンによる心筋梗塞、脳梗塞の予防効果をみる研究結果が、２００８年に報告されています。それによると、心筋梗塞、脳梗塞の発症率はアスピリン群で年率１・７％、アスピリンなし群で１・４％と、予防効果は明らかでなく、重大な出血はアスピリン群で多い傾向にありました。

糖尿病患者であっても全員がアスピリンを飲んだほうがいいとは言えないのです。

食事・運動療法は無理せず長く続けることが大事

薬のことばかり取り上げてきましたが、糖尿病の治療はまず食事・運動です。すべての糖尿病患者に食事・運動療法が勧められます。薬の治療は一部にすぎず、薬で治るわけではありません。今回は糖尿病の食事・運動療法についての意外な研究結果をお示ししましょう。

この研究は肥満のある糖尿病患者を対象として、週1回の個別のプログラムによる集中的な食事・運動療法を行うグループと、年3回のグループを比較して、心筋梗塞や脳卒中の発症率を比べています。

集中的な支援をするグループとそうでないグループで、それぞれの合併症の発症率は年率1・83％と1・92％と、両群でほとんど同じという結果です。研究開始直後には、集中的な治療を行うグループの方が、体重が減り、ＨｂＡ１ｃの値も大きく改善します。しかし、その差は徐々に縮まり、5年、10年の単位ではほとんど同じとなり、合併症の発症率もどちらも年率2％弱なのです。

この研究では、どちらの群も食事・運動療法の指導を行っており、食事・運動療法に意味がないという結果ではありません。「集中的な介入の効果がはっきりしない」という結果です。

薬物による血糖治療と同様、厳しい食事・運動療法と、緩めの食事・運動療法の間にはっきりした差はありません。無理して食事・運動をがんばっても、長続きしなければ十分な効果は期待できません。緩めでも長続きするやり方がより現実的な方法かもしれないのです。

糖尿病の早期発見に意味があるのか

糖尿病の血糖を下げる治療効果が、薬にせよ、食事・運動にせよ、意外に小さいことを示してきました。ならば、もっと早期に糖尿病を発見すれば効果があるのではないかと思われる読者の方がいるかもしれません。しかし糖尿病の早期発見の効果についても、２０１２年に意外な研究結果が報告されました。

この研究では、将来糖尿病になる危険が高い２万人以上の平均年齢58歳の人を対象に、健診を受けた１万６０００人と、健診を受けない４０００人とを約10年間追跡しています。

２つのグループの死亡率の結果を見てみると、健診を受けたグループで９・５％、受けないグループで９・１％と、健診を受けたグループでむしろ死亡率が高い傾向にあったという結果です。少なくとも糖尿病の早期発見の効果は示されていないわけです。

もちろん10年という期間は、死亡に差が出るほど長くないので当然の結果という指摘もあります。しかし、それは見方を変えれば10年では差がつかないくらい効果が小さいということでもあります。70歳で健診により早期の糖尿病と診断された人も、健診を受けずに発見が遅れた人も、80歳の時点で生き死には差がないのです。ましてや80歳で糖尿病を心配するなどというのは、いかにナンセンスなことであるかを、この研究結果は明確に示しているといえるのではないでしょうか。後期高齢者が健診を受けないというのは、糖尿病に関して、根拠に基づいた科学的な態度なのです。

運動や食事よりもやりがいのある治療法がある

糖尿病の合併症予防のためには、血糖以上に血圧やコレステロールの治療が重要であると書きましたが、もう1つとても重要な問題があります。それは喫煙です。たばこを吸う糖尿病患者さんがたばこをやめると、血圧やコレステロールの治療とほぼ同等の合併症予防効果が得られることが示されています。

上の血圧（収縮期血圧）を10㎜Hg下げたり、コレステロールを下げるスタチンという薬を飲むことで、100の心筋梗塞や脳卒中のリスクが80にまで少なくなることが示されています。禁煙による効果もそれとほぼ同じなのです。

それでは、禁煙の効果を血糖治療の効果と比較してみましょう。これまでの研究結果からすれば、ＨｂＡ1ｃを1％下げることによる心筋梗塞や脳卒中の予防効果は、大きく見積もっても１００の合併症発症リスクを90に減らす程度にすぎません。

これをもう少し具体的に説明してみましょう。たとえば食事、運動を頑張って、薬もしっかり飲んで、ＨｂＡ１ｃが８％から７％に下がったとしましょう。しかし合併症予防効果で考えると、ＨｂＡ１ｃが８％のままでも、禁煙に成功すれば、ＨｂＡ１ｃを７％まで下げる治療より大きな合併症予防効果があるということです。平たく言えば、ＨｂＡ１ｃ７％の喫煙者より、ＨｂＡ１ｃ８％の非喫煙者の方が、合併症が少ないのです。

糖尿病の食事や運動の治療と同様、禁煙はなかなか困難なものの１つですが、食事、運動以上に頑張りがいがある治療です。ぜひ挑戦してみてください。

6

寿命とがん

日本人の「不健康寿命」は延びている

２０１８年に２０１６年の平均寿命の世界比較の結果が発表されました。日本人は女性８７・１４歳、男性８０・９８歳と、男女とも世界2位という結果です。日本は世界有数の長寿国といってよいでしょう。しかし、「ただ単に長寿なだけではだめだ、健康長寿でなければ」という意見があります。確かにそうかもしれません。

そこで、健康寿命についてのデータも見てみましょう。これも２０１６年のデータですが、女性で７４・７９歳、男性で７２・１４歳となっています。２００１年の健康寿命がそれぞれ７２・６５歳、６９・４０歳ですから、平均寿命だけでなく健康寿命も延びていることがわかります。一安心というデータでしょうか。

しかしこのデータを平均寿命と健康寿命の差、つまり「健康を害して生きている期間」で見てみると意外な面が見えてきます。２００１年では、その差は女性で１２・２８歳、男性で８・６７歳で、２０１６年は１２・３５歳、８・８４歳とむしろ増加しています。これは、健康を害して長生きする部分も長くなっていることを示しています。つまり健康寿命が延びると同時に、不健康な寿命も延びているのです。

健康寿命だけが延びれば問題ありません。しかし、そう簡単ではないようです。難しいものです。

ステージⅢの進行胃がんの告知と85歳の誕生日

「平均寿命」というのは、０歳の人がどれくらい生きるかを示す指標です。それに対し「平均余命」という指標があります。これは、たとえば50歳の人が残り平均何年生きるかを示したもので、２０１６年のデータでは男性で３２・３６歳となっており、50歳の男性は平均８２・３６歳まで生きるということです。

平均寿命だけでなく、平均余命を眺めてみると、さらにさまざまなことがわかります。たとえば85歳の男性の平均余命を見てみましょう。６・２２歳とあります。85歳の男性は平均９１・２２歳まで生きるということです。別の見方をすれば、91歳くらいまでには半分の人が亡くなるということでもあります。６年生存率が50％というわけです。

これに対して、進行がんの人の生存率を見てみましょう。たとえばステージⅢ、つまり遠隔転移はない進行した胃がんの5年生存率は40～50％です。つまり、85歳の誕生日を迎えるということは、進行胃がんの宣告を受けたくらいの平均余命か、それより少し長いくらいの寿命だというわけです。

多くの人は85歳の誕生日をお祝いしたりするわけですが、進行胃がんを宣告されてそれを祝う人はいないでしょう。しかし平均余命で見ると、85歳の誕生日と進行胃がんの宣告はとてもよく似ているのです。進行がんの宣告を受けた人も、遠隔転移がないのであれば、それは85歳の誕生日を迎えたくらいのことなのです。そう考えると、進行がんとの付き合い方も少し変わるのではないでしょうか。

１００年前と大差ない75歳の平均余命

１９８０年に「理想の生存曲線」という論文がアメリカで発表されました。大ざっぱに説明すると、70歳まではほとんど誰も死ぬことなく、70歳を過ぎたところから徐々に死に始め、85歳で半分くらいの人が、１００歳を過ぎるくらいにはほとんどの人が亡くなるというグラフです。

この曲線を現在の日本人女性の生存曲線と比べてみると、日本人女性は驚くべきことに、すでにこの理想の生存曲線を上回って長生きであることがわかります。

１９８０年に理想と考えられた長寿の社会は、実は30年後の日本人女性によって実現されたといってもいいかもしれません。

しかしこの生存曲線の変化も、75歳の平均余命で見てみると意外な面が見えてきます。この論文には今から１００年以上前の１９００年から80年までの75歳の平均余命の推移が、グラフで示されています。それを見ると、意外というか、信じられない結果が示されているのです。

１９００年ごろの75歳の平均余命が９年くらいであるのに対し、１９８０年の75歳の平均余命も10年くらいにすぎないのです。これは、健診も現在の医療も何もない１９００年の75歳も、健診やがん検診を毎年受け、最新の治療を受けることができる80年の75歳も、１年くらいしか寿命が変わらないということを示しています。

現在の最新の医療も、75歳以上の人にとっては大きなインパクトがなく、最新の医療を受けようとも結局は死んでしまうのです。

高齢者は病気と闘う必要があるのか

人に寿命があるように、がんにも寿命があります。人が死ぬとがんも死んでしまうからです。死んだ人の体では、がんも生きのびることができません。人の寿命はがんの寿命でもあるのです。

「がんとの闘いに負けた」なんて言いますが、そんなことはないのです。がんで亡くなったという人も、自分が死ねばがんも死んでしまうわけで、がんとの闘いはいつも〝引き分け〟であり、決して負けることはなかったというわけです。

実はがんに勝つ方法はたくさんあります。ふつう考えるのは、「手術や抗がん剤の治療でがんがなくなった」「治療でがんに勝った」という場合でしょう。しかし、がんに勝つ方法はほかにもいろいろあるのです。

たとえば、がんが進行して自分を殺す前に、自分の寿命が来てしまったというような場合です。具体的にいえば、１２０歳の人の早期がんというようなケースです。ただ、これではあまりに極端すぎますから、「85歳の早期胃がん」といってもいいでしょう。早期胃がんの5年後の生存率は90％くらいですが、85歳の平均余命は6年余りに過ぎず、早期胃がんと闘うまでもなく、自分の寿命によって多くの胃がんは早期のまま死んでしまうのです。

自分の寿命が短い場合は、ほとんどのがんとの闘いに勝つことができます。残された寿命が短い場合、手術や抗がん剤でがんと闘おうが闘わないでおこうが、どうせがんと関係なく自分の寿命で死んでしまうわけですから、そんな闘いは必要ない可能性が高いのです。

風邪は何日で治るのか

平均寿命やがんの生存率についてのデータを理解するために、風邪を例に数字の見方を説明しましょう。

健康な成人の風邪について、以下のように書かれていたとしましょう。どれが一番興味を引くでしょうか。

・風邪は平均４日で治る
・風邪の50％は３日で治る
・風邪の25％は２週間以上治らない
・風邪の10％は３週間以上治らない

いずれも医学的には間違った言い方ではありませんが、皆さんに一番なじみが深いのは「平均４日で治る」ではないでしょうか。問題はこの「平均」という意味です。

私たちは毎日、天気予報で平均気温という言葉を耳にします。それをもとに、医療における平均を考えてみましょう。

たとえば1年間で平均気温通りの日がどれくらいあるか、考えてみましょう。多くは1度高いとか2度高いとか、あるいは逆に1度低いとか2度低いというように、平均気温そのままという日は案外ないことに気付かれるでしょう。

そうなのです。平均値というのは、その値が多いということではなく、それより高い日や低い日がたくさんある中での話です。だから、「風邪が平均4日で治る」と言っても、個々の患者においては、「私は2日で治った」「いや、私は5日かかった」というふうに、全然平均でないというのが現実なのです。

ただ、そういう人がたくさん集まると平均4日で治るという数字が導き出されるわけです。これは計算上の数字であって、実際多くの人が4日で治っているわけではないのです。

医療数字の「平均」——半分の人が治るのは……

「平均」はもっともありふれた指標ですが、実際に利用するとなるとなかなか難しい指標です。たとえば、「風邪は平均4日で治る」という情報で考えてみましょう。

多くの人は「平均というのはだいたい真ん中なんだから、風邪が平均4日で治るというのであれば、半分の人が４日で治るということではないか」と思うのではないでしょうか。

しかしこれは間違いです。ある集団の平均が真ん中になるためには、平均を中心に高い方も低い方も左右対称に広がっている必要があります。ところが、風邪が治る期間は平均を中心に対称というわけではありません。「風邪の治る期間の平均が４日」だからといって、半分の人が４日間で風邪が治るわけではないのです。

データの分布、ばらつきが左右対称でなければ、そのバラつきの形によって、平均の意味が変わってしまいます。つまり、平均値だけでは自分が全体のどのあたりに入るかを推測することは困難なのです。逆に言えば、データ全体のばらつきがわからないことには、平均の意味もよくわからないのです。

では、自分が全体のどのあたりに入るのか、推測しやすい指標はないのでしょうか？あります。それが「中央値」です。

これはデータを小さいものから順番に並べた場合、真ん中にあたるデータの値です。中央値はデータのばらつきに関係ありませんから、「風邪の治癒期間の中央値が３日」というのであれば、50％の人が３日以内に治ると解釈していいわけです。

これからデータを見るときには、平均値だけではなく、中央値にも注目して見てください。いままでとは違った面が見えてくるはずです。

パーセンタイルで見えてくるもの

これまでに平均値、中央値について説明しました。今回はさらに進んで、もうひとつの指標を紹介しましょう。中央値というのは、データを小さいものから順番に並べたときに真ん中に位置するデータだと説明しました。今回はそれをさらに進めて、全体のデータの10%とか25%、あるいは75%、90%などの位置を考えてみます。

たとえば「風邪の患者さんの10%が治るのは何日目か」を例に挙げましょう。仮にその日数が1日であれば、10%の人が治る日数である1日のことを「10パーセンタイル」と呼びます。25%の人が治るのが2日であれば、2日が「25パーセンタイル」、75%の人が治るのが2週間であれば、14日が「75パーセンタイル」、90%の人が3週間で治るのであれば21日が「90パーセンタイル」というわけです。

「それが一体、どんな意味を持つのかわからない」という人もいるでしょうから、別の具体例を挙げて説明します。

あなたが55歳で残っている歯の本数が20本だとします。これは同じ55歳100人を歯の多い順に並べて、75番目だった場合、あなたは「75パーセンタイル」ということになります。この意味は20本以上の人が75％いて、自分より多く歯が残っている人が圧倒的に多いというわけです。

平均値、中央値、さらにはパーセンタイルというさまざまなことが見えてきます。風邪の治癒期間を眺めてみると、さまざまなことが見えてきます。風邪の治癒期間が平均4日といわれているのに、11日間も治らないとびっくりします。しかし、風邪の治癒期間の90パーセンタイルが3週間と聞けば、少しは安心できるのではないでしょうか。

ばらつきの重要性

これまで平均や中央値、パーセルタイルについて説明してきましたが、2015年8月の東京都のある市の気温は、それらを理解するのにもってこいの数字でした。そこで今回は、気温を使って3者の関係を改めて紹介します。

この市の8月の最高気温の平均は30・6度、中央値は31・5度でした。しかし、実際30度台だったのは8月13日の1日のみで、平均気温がぴったりの日なんてほとんどないことがわかりました。

それに対して中央値が示す、31度台の日は5日間ありました。平均値より中央値の方が全体をよりわかりやすく表しているわけです。しかし、それでも31度台は8月のうち5日間しかありません。

この市の気温のデータをもう少し詳しく見てみましょう。最高値は37・6度、最低値が20・3度でした。その差は17度以上もあり、8月の気温は広くばらついていることがわかります。8月中のかなりの日は、平均よりはるかに高い気温だったり低い気温だったりしたわけです。

このばらつきを示す指標に「標準偏差」という指標があります。これが大きければ大きいほどデータのばらつきが大きいということになります。

計算式は省きますが、この市の8月の最高気温の標準偏差は「5」と計算されます。実際に平均値よりこれの2倍の10を超えるような時はほとんどないと考えられます。実際に最高気温の平均30・6度より10度高い、あるいは10度低いという日は1日しかありませんでした。

ここで、インフルエンザの治癒期間の平均と標準偏差を論文結果から見てみましょう。治癒期間の平均日数は7日、標準偏差は6・5日です。つまり標準偏差の2倍が13日ですから、「7＋13＝20日を超えて治らない人はほとんどいないが、すぐ治ってしまう人は案外いるかもしれない」ということが推測されるのです。

標準偏差の異常が発端だったディオバン事件

「ディオバン事件」からはや5年、忘れてしまった方が多いかもしれません。「かっけ」の項でも取り上げましたが、「ディオバン」という血圧を下げる薬の効果を検討するにあたり、日本人を対象とした研究データの捏造が明らかになった事件です。

この事件発覚の発端のひとつは、データのばらつきを示す「標準偏差」の値の異常な大きさが指摘されたことでした。

問題となったのは、研究に参加した患者のカリウムの値です。ディオバンを飲むことになったグループの平均値は4・5で、標準偏差が2・2となっていますが、標準偏差の概念がわかっていれば、この値が異常であることはすぐにピンときます。

この異常値が論文の再点検につながり、いろいろな問題があぶり出されるきっかけになったのです。

カリウムの値は3・5から5の間に、ほとんどの人が入ります。前回指摘したように、標準偏差の2倍を超える人はあまりいませんが、1倍を超える人は30％くらいいることがわかっています。

この平均値と標準偏差からすると、論文では「平均値4・5より2・2くらい高い、つまり6を超えるような人が30％いる」ことになります。これは大変です。そんなにカリウムの高い人をそのまま研究に参加させるわけにはいかないからです。

つまり、この論文のカリウムの標準偏差の値は実際に測定されたものとは異なっており、故意か否かは別にして、明らかに間違っているということです。

そもそもカリウムの標準偏差は本来、0・2とか0・3とかいう値で、2を超えるということはありません。これは、標準偏差を眺めるだけでも、論文の捏造発見のきっかけになるかもしれないという大きな教訓です。肝に銘じたいものです。

「余命6カ月」の本当の意味

風邪を例に数字の見方を説明してきましたが、がんに戻りましょう。

医師ががんの患者に対し、「余命6カ月です」などと説明する場合があります。今回はこの「余命6カ月」という説明について、これまで使ってきた指標を用いながらさまざまな角度から考えてみたいと思います。

そもそもこの6カ月という数字は「平均値」なのか「中央値」なのか、それともそれ以外のものなのでしょうか。

この値が平均値、中央値だったとしましょう。平均気温ぴったりの日なんてそうはないというのと同じように、余命6カ月と言われた患者の多くは、案外6カ月では死なず、2カ月だったり、10カ月だったりします。6カ月という数字が、信頼のおける優れた研究の結果であったとしても、単なる平均値、中央値を示すにすぎません。その現実からすれば、余命の数字は個々の患者にとっては、ほとんどあてにならない数字というふうに言えるかもしれません。もし、この6カ月が「90％の人が亡くなる90パーセンタイル」という数字だったらどうでしょう。

「余命は6カ月以内です」という説明は、宣告された患者の90％に当てはまることになります。単に個別の患者の予測の正しさということでいえば、「余命宣告」は平均値や中央値を使うより、90パーセンタイルを使った方が正しい説明ということになります。

実際の医療現場では、余命6カ月という時、中央値である場合が多く、50％の人が亡くなる時点を示しています。逆に言えば半分の人は6カ月以上生きるわけで、この数字を聞いた時に、「半分の人は6カ月以上生きるんだ」というような前向きな解釈も可能なのです。

あてにならない「余命宣告」

今回は肺がんを例に、実際の生存率を見ていきましょう。

進行肺がんのうち、他の臓器に転移があるようなステージⅣと呼ばれるもっとも進行したグループの生存率を見ると、生存期間の中央値が6カ月、平均が7カ月というところでしょうか。

半分は6カ月以内に亡くなり、半分は6カ月以上生き、その中には2年、3年と生きる人もいるが、90％の人が1年半以内に亡くなります。ただ、1年半以上生きた人の生存曲線は平坦に近くなり、〝意外に死なない〟といっていいかもしれません。

しかし、5年以上生きる人は数％に満たないということも示されています。

結局、データを忠実に読み込んでいくと、「個々の患者さんがどうなるかはわからない」ということがわかります。平均値や中央値をもってして「あなたの残された時間は○カ月です」という説明は、ほとんど意味を持ちません。平均値を聞いたところで、残された時間は平均より短いかもしれないし、かなり長いかもしれない、というだけなのです。

上記のような状況を考慮して、臨床の現場では平均余命を平均値や中央値をもって説明するというやり方は、すでになされない方向にあります。あてにならない数字にとらわれるよりは、残された時間が限られていることを家族や医療者と共有し、その日その日をよりよく生きていくことが一番ではないでしょうか。

「肺がん」は1年半で90％死ぬ、「乳がん」は10％以上が10年以上生きる

前項の肺がんに続き、ここでは乳がんの生存曲線を見ていきましょう。転移のあるステージⅣの肺がんの生存曲線に合わせて、乳がんも遠隔転移のあるもっとも進行した段階のステージⅣを取り上げましょう。

ステージⅣの肺がん患者の半分が6カ月以内で亡くなるのに対し、ステージⅣの乳がん患者は3年以内で半分の患者が亡くなります。同じステージⅣといってもまったく異なることがわかります。また、肺がんでは1年半で90％の人が亡くなり、5年以上生きる人は数％という状況でしたが、乳がんでは10年までに80～90％の人が亡くなります。つまり、10％以上の患者は10年以上生きるということです。

さらにステージⅣの乳がん患者で印象深いのは、10年を過ぎると生存曲線がほぼ平坦になることです。転移があったとしても10％近くの人は15年、20年と生きるというわけです。

この背景には、進行がんに対する治療の進歩がありますが、それだけでは説明がつきません。進行乳がんの一部の患者は極めて進行が遅く、10〜20年では生死に関係ないようなものが一定の割合であると考えなければ説明が困難です。

転移があるようなもっとも進んだ段階の進行がんといっても、そのがんの種類によっても、さらには個別の患者の状況においても、大きく生存率が異なることがわかります。「進行がん」「遠隔転移」という大ざっぱな分類で、必ずしも絶望することはないのです。

「余命8カ月」と宣言され20年生きた生物学者

米国の進化生物学者・グールドの「がんばれカミナリ竜」（早川書房）という本に「メジアン（中央値）はメッセージではない」という生存曲線についての興味深い記述があります。

グールドは40歳の時に腹膜中皮腫というがんに侵され、余命の中央値は8カ月であると告げられました。

この場合、多くの人は「ああ、もう私は8カ月しか生きられないのだ」と絶望してしまうことでしょう。しかしグールドは、「よし、半分の人はもっと長く生きるんだな。私がその半分に入るチャンスはあるのだろうか」と考えます。そこで、文献を読み漁り、「若い患者」「早期発見されたかどうか」「最新の治療を受けているかどうか」などが、8カ月以上生きられるケースと関係していることを知り、自分がそこに含まれるかも、という希望を持ちます。

また、生存曲線の向かって右の端っこは、生存率がゼロにならずに長く伸びていることも確認します。つまり、「中央値8カ月」というのは、8カ月を超えるどころか何年も生きる人がいることを知るのです。こうして生存曲線を正しく理解すれば、絶望する必要はないことに気づきました。

その後、がんから生き延びたグールドは、2度にわたって自分自身の訃報に接します。間違った記事を書いた人は、生存期間の中央値が8カ月のがんになって、よもや何年も生きていると思わなかったのかもしれません。

結局、グールドはがんを宣告された1982年の20年後に亡くなります。

このことは、生存期間の中央値が個人にとってはほとんど役に立たない状況を明確に示しています。「メジアンはメッセージではない」の一文は、すべてのがん患者に読んでほしいものです。

余命は長さよりその中身が大切

「〝余命〟は平均で表せるような単純なものではない」と繰り返し書いてきましたが、今日は余命自体について考えてみたいと思います。

一言で余命といいますが、実はその中身は多種多様です。ベッド上で寝たきりの人から、普段通り仕事を続けている人まで、ひとくくりにしているわけですから、「余命3カ月」といっても実態が全然違うということは、容易にわかります。

そもそも余命ということ自体、意味がないのかもしれません。平均だろうが中央値だろうが、90パーセンタイルだろうが、いかなる数字で余命を示そうとも、重要なのは数字で表される長さではありません。その「質」こそ重要ではないかと思うのです。問題は単に生きているかどうかということではなく、日々の生活を幸せに生きているかどうかだといえば、もっとわかりやすいかもしれません。

もう少し具体的に書いてみましょう。たとえば末期がんで残された時間はそれほど長くないかもしれないという状況で、残り時間の大部分を治療のための通院や、病気と闘うためのいろいろにつぎ込んでしまって、ほとんど自分や家族との時間がないままに6カ月生きるというのと、通院もせず民間療法にも頼らず、残されたすべての時間を自分と家族のために使って1カ月を過ごすというのとでは、どちらが幸せかということです。

片や余命は6カ月ですが、結局苦しい治療をしていただけ。片や余命は1カ月でしたが、その時間を家族とともに幸せに過ごせたわけです。みなさんはどちらを選ぶでしょうか。考えてみてください。

末期がん「治さない方がいい」とも言い切れない

前項は「末期がんと宣告されたら、残りの時間は全部、自分のために使った方がいい。治療なんか無駄だ」というニュアンスで書きました。しかし、現実はそう簡単ではありません。

「頑張って6カ月、治療に集中したにもかかわらず死んでしまった」という例と、「1

カ月は自由に暮らせた」という例を比較するのは、治療のメリットを無視し過ぎという面があるからです。

実際、6カ月間治療に集中したら効果があって、その後、元気な1年が手に入ったというケースもあるのです。

そうなると「治療なんて無駄だから、残りの時間は全部、自分のために使った方がいい」と断言することはできません。どちらを選ぶかは難しいところです。

「治療などしないで自由に過ごす」か「治療を頑張る」かの選択は、その時の治療の効果がどれくらい期待できるのか、危険がどれくらいなのか、が重要になります。

仮に「6カ月治療すれば80％以上の人に元気な1年が手に入る」としたらどうでしょう。そうなると「6カ月、頑張ってみようか」という人が増えるでしょう。

ただ、そのような大きな効果があったとしても、「10％は副作用で死んでしまう」としたら、また訳がわからなくなります。たとえば有効な抗がん剤の治療といっても、100％有効ということはありません。せいぜい20％生存率が高いとか、30％高いというケースがほとんどです。さらに、この「20％、30％生存率を改善する」という数字も、平均余命と同様の平均値に過ぎません。個々の患者によってはまったく効果がないか、逆に劇的な効果がもたらされるかもしれないのです。

余命宣告の数字は他人のデータ

数字で示される余命は、自分に当てはまるかどうかわかりません。そのデータはあなた自身の人生から導き出されたものではなく、あなたに似た患者を集計して求められたものである上に、そのまた平均的な数字に過ぎないからです。

そういう意味で、「そんな他人のデータが当てになるか」というのは至極もっともな意見です。余命についてのデータは、「あなた自身の将来を個別に予想しているわけではない」「自分がどうなるのか、他人のデータを見てもわかるわけではない」ということは繰り返し強調したほうがいい、重要な事実だと思います。

「あなたの余命は平均1カ月だ」と言われても、1カ月後に、自分は死んでいるか生きているかのどちらかで、50％生きているというようなことはありません。確率という数字は、集団に対して適用できても、個人個人には適用不可能な面があります。そのため、数字で余命を説明し始めると、それがどんなに詳しい説明であっても、個人にはどうにも受け入れられないという状況をつくります。

「私が知りたいのはそんな集団の確率じゃない。私自身がどうなっているかだ」

そういう気持ちにさせられます。

そんな背景から、最近では余命告知を数字では行わないという医師も増えています。もし数字を使うとすれば、「あなたの余命は、あなたとは違う患者の平均では5カ月ですが、あなた自身は5カ月後には生きているか死んでいるかのどちらかです。どちらの可能性もあるのなら、生きているほうに希望を持って、まずは今やれることをしていきましょう」。そんな感じでしょうか。

余命宣告を受けた後の生き方

前項で、「明日は生きているか死んでいるかのどちらかだ」などと書きましたが、現実はそう単純ではありません。同じ生きているといっても、普通に生活できている場合もあれば、ほとんどベッドで寝たきりということもあります。死んでいるということも、死ねばみんな同じという考えもありますが、残された人がその後どんなふうに生きるのかと考えれば、またさまざまです。

1カ月後に死んでしまっても、その後、何十年も残された人が話題にしてくれるような場合があります。一方で1年以上長く生きても、死んだ後にはすぐに皆の記憶から消えてしまうような人生もあります。どちらがいいかと問われれば、むしろ前者のほうがいいと考えることもできるのです。

少し私自身のことを書きます。私は、すでに56年以上生きてきました。仮に今、末期がんの診断が下って、余命が平均6カ月というような状況になったと想像してみます。そのとき、〝これだけはやるゾ〟ということがあるとすれば、それは、残された人生でこれから何をやるかというより、これまでどうだったかを振り返る時間に使いたいということです。

平均余命6カ月というような数字は自分に当てはまるかどうかわからない平均値に過ぎません。ところが、その宣告を受けたことで、これまでの人生というものまで無意味にしてしまう行動に出てしまうかもしれません。

しかし、末期がんと診断されるまでの人生は、その後のことよりはるかに重要だと思うのです。ですから、宣告後はそれまでの人生を振り返る時間さえあれば、十分ではないでしょうか。もちろん56年も生きているので、これが40年なら、30年なら、というとまったく異なるに違いありませんが……。

末期がんの余命は死刑囚の執行日予測と同じくらい難しい

生存率にまつわる数字のカラクリを長々とみてきましたが、これまでのポイントを一度まとめておきましょう。

生存率を平均値だろうが、中央値だろうが、90パーセンタイルで表そうが、どれも自分に当てはまるかどうかわからない「代表値」に過ぎません。

中央値のような真ん中あたりの値は、大部分の人に当てはまりそうな気がしますが、実はほとんどの人には当てはまりません。大部分の患者の生存期間は平均値より短いか長いかのどちらかで、中央値ぴったりという人はむしろ少ないのです。

ここで思い出すのは死刑囚のことです。死刑囚は、自分の刑執行の日をその日の朝まで告げられないそうです。「そんなかわいそうな」と思われるかもしれません。しかし、生存曲線が示すものもまさに同じで、死期が近い進行がんの人ですらその日がいつなのかは、ほとんどわからないのです。

わかるのはあくまでも全体の確率だけです。その意味では、末期がんの人は、刑執行の日をその日の朝に知らされる死刑囚より、さらに不確定な状況に置かれています。すなわち、死ぬその日の朝になっても死期を知らされないわけです。

そう考えると、中央値の意味を正しく理解するというのも困ったことかもしれません。「生存期間の中央値が6カ月です」と聞いた時に、6カ月くらいは生きられるんだと誤解したほうがまだましで、「自分は明日死ぬかもしれない」と正しく考えられると、かえって不安が大きくなるかもしれないからです。数字に強くなるのは、その日の朝になっても執行の日を聞かされない死刑囚のようなものかもしれません。

余命宣告は数字の希望の側面も照らす

生存率の数字のカラクリについて長々と書いてきましたが、結局のところ「個別の患者さんがどうなるかはよくわからない」ということだけがハッキリしたような状況です。

末期がんの行く末について、「6カ月後の生存率は50%です」と言ってみたところで、それが個別の患者さんにはほとんど当てはまらない。そんな数字で説明すること自体が間違っているのかもしれません。

「6カ月以内に50%の人は亡くなります」などと説明しても、患者さん側からすれば、「そんな私に似た患者での平均値が知りたいわけじゃない。私自身がどうかを知りたいのだ」ということになりがちです。というより、そういう意見のほうが普通でしょう。「何年で何％なんてのは結局、訳がわからない。普通の人に比べればかなり早死にだってことがわかれば十分だ」という意見もあるでしょう。

しかし、それでもなお私は数字で示すことの意味や希望について、考えないわけにはいきません。従来の研究結果を調べ、単に1年後に生きている可能性が「高い」「低い」というような大ざっぱなものでなく、6カ月以内に50％というような明確な数字で示すことの意味を大事にしたいのです。その数字は「6カ月後に50％は死んでいる」という絶望を表すだけではなく、「50％は6カ月以上生きる」という希望も示しています。

そうした数字の希望の側面が見えるように、数字以外の何かを示していくのが、私たち医療者の大きな役割だと肝に銘じています。

「生き残った人だけの治療法」に意味はない

これまで、患者さんの「行く末」を示す数字のさまざまな見方を示してきましたが、ここからはそうした数字がどのような研究に基づいているのかを見ていきましょう。

医療にかかわる数字のカラクリを明らかにして、「数字にだまされないようにしよう」というのが本章の目的です。しかし、「だまされない」ためには、ここまで取り上げてきたような数字の読み方だけでは不十分です。その数字をはじき出したもとの研究の方法に問題があると、いくら結果の数字を詳細に読み込んでも意味がありません。

もとの研究がしっかりとしたものであるかどうかの吟味が、「数字にだまされない」ためのもう1つの重要なポイントです。

たとえば、6カ月以上生きた末期がんの患者さんたち100人を調べたら、全員がAという治療を受けていたとしましょう。Aで治療すれば1年後の生存率は「100%」ということでしょうか。

もちろんそういう可能性はあります。しかし、そうとも限らずまったくデタラメということもあります。

その一例をあげてみましょう。先ほどと逆に、6カ月以内に亡くなった末期がんの患者さんを調べてみたら、これまた全員がAという治療を受けていたとしたらどうでしょう。これでは有効な治療とはいえません。生きている人だけを調べれば生存率は100%です。つまり「生き残った人」だけでなく、「亡くなった人」も全部調べる必要があるということです。

多くの医療の情報が、生き残った人たちだけを調べ、〝生き残った人はこんな治療をしていた〟なんてやっています。気を付けましょう。慣れれば簡単に見破れます。

がん患者の〝生存率〟——誰を対象に計算すればいいのか

「生存率」を正しく調べるのは実は大変です。明らかなインチキでなくとも、いろいろな問題があって評価が難しいのです。

ある抗がん剤治療を行った進行がんの患者の1年後の平均生存率を報告している研究を例に考えてみましょう。

当初、100人の進行がんの患者さんが治療を受けることになりました。このうち50人が抗がん剤の治療を最後まで受けることができ、そのうち50％の25人が1年後に生存していたとしましょう。ただし、最後まで続けることができなかった残りの50人では20％の10人しか1年後に生き残っていなかったとしたらどうでしょう。

この際の生存率はどのように計算すればいいのでしょうか。抗がん剤の治療を終了した50人だけで計算するのがいいのでしょうか。治療を受ける予定であった全員で計算するべきだったのでしょうか。

抗がん剤の治療を行った場合の生存率ですから、抗がん剤治療を最後まで受けた人で生存率を計算するのがいいように思うかもしれません。しかし、治療を開始する前に最後まで治療が続けられるかどうかわかりませんから、治療を最後まで終了できた人たちだけで計算するのでは、生存率を過大に評価する面があります。

そう考えると、これから抗がん剤治療を受けるという患者での生存率は全員を対象にしたときの「1年後の全体の生存者は35人だから35％」と計算するのがいいでしょう。また、「抗がん剤治療を無事終えた人では50％」というほうが正確です。もちろん、その数字もまたこれから抗がん剤を受ける個々の患者さんに当てはまるかどうかわからない、平均値にすぎません。

生存率の評価は誰を対象にするかによって異なり、難しいというわけです。

診断技術がアップすると生存率が延びる

検査によって治療できるわけではありませんが、診断技術が進歩すると、がん患者の生存率が、一見よくなったようなデータが示されます。ちょっとややこしい話ですので、よく考えながら読んでください。

たとえばＣＴやＭＲＩの検査によって、以前の検査より小さな転移巣が見つかるようになった状況を考えましょう。

新しい検査で遠隔転移が見つかった患者は、がんのステージとしてはもっとも進行した段階である「ステージⅣ」に分類されます。しかし、この患者が以前の精度の低い検査で診断されたらどのようなことが起こるでしょうか。遠隔転移が見つからず、より進行度の低い「ステージⅢ」に分類されます。

つまり、診断精度が低かった時代の「ステージⅢ」の一部は、診断精度が上がった今の「ステージⅣ」と同じなわけです。以前の分類ではより進行度の低いステージに分類される患者が、いまはより進行度の高いステージに分類されるので、同じ「ステージⅣ」を比べても、診断精度が上がった分、現在の「ステージⅣ」の患者のほうが生存率が高くなるわけです。

この結果、どういうことが起きるかというと、「20年前の生存率に比べると『ステージⅣ』の患者の生存率が改善した」というようなデータは、必ずしも治療効果による真の生存率の改善ではなく、診断精度が上がったことによる〝見せかけの生存率〟の改善にすぎないかもしれないのです。過去の生存率との比較は要注意です。

がん患者に見る「雨乞い効果」と「治療効果」

進行がんに対してある治療をしたら、1年後に全員が生きていたというような話を聞くと、大抵の人は「治療のおかげで生き延びることができた」と考えますが、実際に「治療のおかげで長生きできた」と言うには、これまでも説明してきたように、多くのなかなか難しい問題が潜んでいます。

その例として「雨乞い」について考えてみましょう。〝日照りが続いて稲が育たない〟〝雨乞いの踊りをして雨を降らさないとみんな飢えて死んでしまう〟という状況にあったとしましょう。そこで、村を挙げて雨乞いの踊りをしたところ、「翌日には雨が降った」としたら、多くの人は「それはたまたま雨が降っただけでしょう」と言うに違いありません。それは雨乞いの効果で雨が降ったわけではなく、偶然雨が降っただけだというわけです。

「治療をしたら長生きできた」というのも、実はこれと同じかもしれません。偶然、がんにもかかわらず長生きできた人たちばかりに治療をしていたかもしれないからです。

甲状腺がんや前立腺がんのように進行が遅いがんでは、1年くらいでは死なない人が多く、こんなデータはいくらでも出せます。また、進行の速いがんであっても、先の例に書いたように治療をして最終的に生き残った人だけを後から選んでデータにまとめれば、1年後の生存率を100%と示すことは簡単です。

「がんは放っておくと必ず死ぬ」という思い込みがあり、「治療をするとそのおかげで長生きできた」と勘違いしやすい。雨乞いとは異なり、ウソを見破りにくい状況があります。そこにつけ込んで、まったく効果がない治療をあたかも大きな効果があるかのように見せかける人たちがたくさんいて、がんの患者さんを狙っているのです。

7

医学研究の現実

真実か都市伝説か……「新月の夜は犯罪が多い」の真偽

昨年秋に発行された「天文犯罪医学」という雑誌に、「新月の夜には犯罪が多い」という論文が発表されました。皆さんはこれをどう考えるでしょうか。

〝新月で暗いため犯罪が起きやすいのかも〟〝街路灯を増やして明るくして犯罪を減らさないと〟などと考えるかもしれません。

しかしこの論文を調べてみると、そもそも新月に犯罪が多いというのも怪しいものです。

たとえば満月の時と比べたデータと比較はされておらず、「新月には犯罪が多い」という先入観のもとに、新月の時だけパトロールして検挙された犯罪件数を調べているのです。

少なくとも毎日パトロールして、そのうえで新月とそれ以外の時で犯罪件数を比べるということをしなければ、新月と犯罪件数の増加が関係しているということすらわかりません。「街を明るくすれば犯罪が減る」というのもハッキリしません。

このことを病気の治療に当てはめてみましょう。たとえば「赤身の肉を多く食べる人はがんが多い」という研究結果は、「新月の夜に犯罪が多い」というのに対応しています。さらに「赤身の肉をやめるとがんが減るか」については、この結果からはまったく何とも言えません。

それなのに、「赤身の肉を多く食べる人はがんが多い」なんて聞くと、すぐに「赤身の肉をやめてがんを予防できる」などと思ってしまう人が多いのではないでしょうか。しかし、ことはそんなに単純ではないのです。

実は、「天文犯罪医学」なんて雑誌はありません。私の創作です。しかし案外だまされた読者の方も多いのではないでしょうか。私はウソであることをバラしましたが、真実を伏せて延々ウソをつき続けている人たちも多いのです。気を付けましょう。

健康食品やサプリメントの広告〝著名人の体験談〟は怪しい

「これは個人の体験で、一般的な効果を保証するものではありません」

健康食品やサプリメントなどの広告で必ず登場するのが、使用してみた体験談です。それを語るのが著名人というパターンもよくあります。

しかし、体験談なんてものはそもそも怪しいものです。体験談を語っている人は、その商品を作っている会社からお金をもらって頼まれてやっているだけかもしれないからです。

本当は効果があるとは思っていないのに、お金をもらって「大変よくなりました」なんて言っているだけで、体験談自体がウソの可能性だってあるのです。

著名人が出てきたりすると、本当らしく思われるかもしれません。しかし、それこそお金をもらって出演しているのは間違いないわけで、一般人の意見よりもむしろ信用できないと考えたほうがいいような気がします。

「大企業が出しているものなら安心だろう」というイメージも、そうとは限りません。確かに大きな害の可能性は低いかもしれませんが、効果について出てくるのはやはり体験談だけだったりします。

少し冷静に考えれば、本当に効果があるかどうかを単なる体験談で判断することなんかとてもできないというのは、当たり前のように思えます。実際、こうした体験談を使った商品の広告では、その片隅に必ず冒頭に示したような記載があることをもう一度繰り返しておきましょう。

「これは個人の体験で、一般的な効果を保証するものではありません」

広告主も、体験談は個人の勝手な意見で、本当の効果はどうかわからないということを、見えにくい小さな文字で必ず言い訳しているのです。そんな健康食品やサプリを飲むくらいなら、何かおいしいものでも食べたほうがいいと思うのですがどうでしょうか。

標準的な治療を保険診療の範囲内で行うのが先決

前項で、「(治療の) 体験談は怪しい」という話を書きました。体験談を語っている人は、健康食品やサプリメントの会社からお金をもらって頼まれているかもしれないからです。

ただし、がんのように放っておくと死んでしまうというような場合は少し事情が違うかもしれません。

放っておけば死んでしまう状況で、「何もせず死を待て」というのには理不尽な面があるからです。「嘘だろうが何だろうが、少しでも良くなる可能性があれば、それにかけてみたい」と思うのは当然のことです。仮にたった一人の体験談であっても、「私はこれでこんなに良くなりました」というのを見せられると、「何にもせずに死んでいくくらいなら、この体験談の治療にかけてみたい」と考えるのは自然です。

そう考えれば、体験談も重要な情報のひとつであることに異論はありません。

それでも、体験談というのは、「患者のため」というよりは、「その治療に使う製品を売りたい」ためだけかもしれず、相当注意が必要であることに変わりはありません。そうした治療に高い金をつぎ込むくらいなら、短期間の旅行や、豪華な食事をしたほうがいいというのが私の考え方です。

その意味で体験談に基づく治療というのは、あくまでもさまざまな選択肢のひとつに過ぎないと考えるのが、現実的だと思います。

また医療という視点に限っても、「だまされてもいいから、これにかけてみたい」という、弱みにつけ込む怪しげな民間療法は星の数ほどあります。そんな医療に大金をつぎ込むのであれば、まず標準的な治療法を保険診療の範囲で行うのがおすすめです。標準的な治療以前に「体験談に基づく治療をする」ようなことは、やめたほうがいいと思います。

この後の項では、この標準的な治療というものが、どのように効果を検討しているのか、詳しく説明していきます。

自分によく似た患者で検討する

何かの病気で治療を始めるときに、誰もが「自分にとって最善の治療を選びたい」と思うでしょう。では、それをどのように見つけたらいいのでしょうか。

体験談をもとに考えるというのは1つの方法ですが、前項で取り上げたように誰かの体験談はそもそも怪しい。また、その体験談が本当で、その人が良くなっているとしても、その治療が自分にとっても最善の治療というわけではありません。

この状況を少し冷静に考えてみましょう。他人にとって最善の治療が自分にとって最善かどうかわからないということは、自分にとっての最善の治療は他人で確かめることはできず、「自分で確かめるしかない」ということです。それを確実に確かめるためには、自分が2人以上というより、たくさん必要になります。何人もの別の自分でいろいろな治療法を試して、有効かどうか吟味して、その中でもっとも有効な治療を本当の自分に行うというような方法が最善なわけです。しかし、現実には自分は1人しかいません。そんな方法は不可能なのです。

そうなると、次に考えるのは「自分によく似た人でどうか確かめてみる」という方法です。少なくとも同じ病気の同じ状況の患者でどうか？　がスタートです。自分自身が進行肺がんであるとすれば、進行肺がん患者で効果が確かめられた治療を、まず自分にもやってみようということになるわけです。

自分にとって最善の治療を考えるとき、本当は自分自身で効果を確かめたいのだけど、それはできないので仕方なく自分によく似た患者で効果を確かめ、それを参考にする。これが、治療の効果を考えるときのスタート地点なのです。

動物実験の結果を人間に当てはめてもいいのか

◎動物実験の結果を安易に信用してはいけない

自分の治療を決定するための情報は、自分によく似た患者で確認されます。ところが、案外そういう視点を意識せずに、自分とは似ても似つかぬ患者についてのデータを自分に当てはめようとしていることが多いのではないでしょうか。

たとえば、ネズミの実験で「ある物質Aを投与してがんの発生が抑制された」との医療情報があったとしましょう。そんな情報を目にすると「物質Aを毎日取らなくちゃ」となるかもしれません。しかし、医療はそう簡単ではありません。自分はネズミではないわけで、ネズミでの効果がそのまま人間に当てはまるか否かはわからないのです。

「同じ哺乳類なのだから」というような考え方ができる半面、「ネズミと人では違いすぎる」というのももっともな考え方でしょう。

ただ、ネズミの実験と人間の実験と両方の情報があるのなら、人間の実験のデータを利用したいということに異論がある人はいないでしょう。

その意味では、「ネズミの実験で終了して、人間での実験を省略する」やり方は問題です。自分の治療に役立てるためには、ネズミの実験ではあまりに自分との距離が遠すぎて、ちょっと使えそうにない。せめて人間の実験でないと使えない。まずはそこからです。

これから、医療に関する情報を見るときには、まずその情報が人間を対象にした研究結果であるかどうかを確認しましょう。

動物のデータをあたかも人間に使えるかのように書いている記事が多いことに驚かれるかもしれません。

科学的でなければ「人体実験」は許されない

◎人間に対する効果は人間で確かめるしかない

「人体実験」なんて言葉を聞くと、多くの読者は「『人体実験』なんてありえない」──。そんな印象を持つかもしれません。しかし、動物実験をいくら重ねても、人間でどうかということはわかりません。人間に対する効果は、最終的に人間で確かめるほかないのです。

もし人間で確かめなければ、〝人間に効果があるかどうかわからない治療〟を延々と続けることになります。そうなると、実際には効果のない治療を多くの人に行い、逆に多くの人に副作用だけをもたらすということになりかねません。それこそ、倫理的に許されないことになってしまいます。

◎「科学的」な根拠が必要

「人体実験」は医療の効果を確かめるためにどうしても必要なものです。動物での効果しかわかっていないものを人間に使うことこそ、倫理的に許されません。問題は、どのような「人体実験」なら倫理的に許容されるのか、ということです。

まず「人体実験」は治療の効果を確かめられるような科学的な方法で行われなければなりません。

「科学的」ということは、「なんとなく実験した」というようないいかげんなものであってはいけません。「動物実験で有効らしい」などというのはそういうレベルです。最低限人間を対象にした実験であって、結果が出たときに、「それは治療の効果である」ということが証明できるような、厳密な意味での「科学的実験」でなければ、倫理的とは認められません。倫理的な人体実験に要求されることのひとつは、まず「科学的」ということなのです。

この「倫理的で、科学的な人体実験」というものがどのようなものであるか、次項から詳しく説明していきたいと思います。

「人体実験」の実施にはいくつもの〝科学的なプロセス〟がある

「人体実験」という言葉には、何かしら「忌まわしい」イメージが付きまといます。その忌まわしさを一般化すると、「実験台にされる人間はどうなるのか」と言えばわかりやすいでしょう。そこを担保するものが倫理性と科学性です。本項はそこにもう少し踏み込んで考えてみることにします。

人体実験の前提は少し複雑です。すでに害を上回る効果があると認められたものについて人体実験を行うことはありません。それは実験としてではなく、医療として提供されるべきものです。また、効果がないことがわかっていたり、大きな害があるとわかったものについても、人体実験を行うことは許されません。

◎微妙な位置

人体実験の対象となる物質は、「効果があるかどうかはっきりしない」「ひょっとしたら害があるかもしれない」という微妙な位置にあるものです。

その微妙な位置にたどり着くために必要なのが「人体」以外による「科学的」な実験です。具体的には、試験管内での実験や、動物実験です。そこで「どうも効果がありそう」という結果が得られたり、「大きな害はなさそうだ」とされた物質が、人体実験のための薬の候補として採用されるのです。

しかし、これは科学的なプロセスの一部に過ぎません。これをもって科学的な実験結果が得られても「人間に医療として提供してよい」ということにはならないのです。

この「人体」以外の実験によって得られるものは、後に続く人体実験の実施の前提に過ぎないのです。

「臨床試験」とはすなわち「人体実験」である

「人体実験」を行うこと自体が倫理的でない可能性がある。これは、実験台になる人に危険が及ぶことを考えれば理解しやすいことでしょう。しかし、逆に「人体実験を行うことこそが倫理的である」という面もあります。

少しわかりにくい話題ですが、重要なことなので、何とかわかっていただけるように解説したいと思います。

繰り返しになりますが、人間に使われる治療は、人間でしか効果や危険性を検討できません。人体実験を行わずに試験管や動物実験で効果が検討されたに過ぎない治療を、いきなり人間で使用することこそ非倫理的です。犬で効果があった治療だからといって、人間で同じように効果があるかどうかわかりません。

サルで大きな害がなかったからといって、人間で害がないとは限りません。当たり前のことです。だから、人体実験を行うことこそが倫理的に必要です。新しい治療法を倫理的な手続きで採用するためには、人体実験で害を上回る効果があるかどうか、人間を対象に検討することが不可欠なのです。

それでも「人体実験は許せない」という人がいるかもしれません。もちろんそれもひとつの意見ですが、人体実験を拒否するということは、医療の進歩も拒否するに等しいということです。

ただ、医療はこれ以上進歩すべきでないと言われれば、確かにそういう面がありますす。

ここまで説明を加えてきた人体実験は、一般には「臨床試験」と呼ばれます。言い方を変えるだけで、何かそれほど悪いものではないような気がします。しかし、「臨床試験」は「人体実験」であるということ、これは医療の効果を測るときに決して忘れてはならない重要なことだと思います。

ナチスの「人体実験」を忘れないための「ヘルシンキ宣言」

ここからは「人体実験」を「臨床試験」と呼ぶことにします。ここには「敗戦」を「終戦」と言い換えるような〝目くらまし〟という面があり、むしろ「人体実験」と呼んだほうがいいのではという気もします。しかし、それでは誰も実験に参加してくれなくなって、人間を対象とする医学研究そのものを困難にする可能性が高く、ここは「臨床試験」という言葉で手を打とうというところでしょう。

そうした言葉の言い換えで負の側面が覆い隠されないように、臨床試験にはさまざまな外的な規制が設けられています。その中に、臨床試験の倫理面に関する規制として、「ヘルシンキ宣言」と呼ばれる倫理規定があります。

この宣言は、「人間を対象とする医学研究の倫理的原則」という副題が付いています。「人間を対象とする医学研究」の一部は「人体実験」つまり「臨床試験」です。

さらにこの宣言の冒頭には、「『私の患者の健康を私の第一の関心事とする』ことを医師に義務付け、また医の国際倫理綱領は、『医師は、医療の提供に際して、患者の最善の利益のために行動すべきである』と宣言している」と書かれています。

あまりに当たり前なことですが、このヘルシンキ宣言のスタートは、第2次世界大戦中にナチスドイツによって行われた人体実験の反省から出発しており、この当たり前の宣言から始める必要がありました。

この宣言は37項目からなりますが、日本医師会が日本語訳を提供しており、全文をネット経由でも手に入れることができます。A4で6ページほどの短いものですから、ぜひ全文を読んでみてください。

［参考　日本医師会，ヘルシンキ宣言 人間を対象とする医学研究の倫理的原則，日本医師会訳，http://dl.med.or.jp//dl-med/wma/helsinki2013j.pdf］

「治験ボランティア」のカネとリスク

薬や医療機器の製造販売に関して、法律上の承認を得るための、人での有効性や安全性を調べる試験を「治験」と呼びます。「治療のための臨床試験」を略したものだといわれています。

治験においては、動物実験などで薬の候補となった物質を用い、まず健康な少数の人を対象に、人体内での薬物の動きを調べたり、安全性を検討したりするために行われます。がんの場合は、候補となる物質に重大な害があることも多く、健康な人ではなく、がん患者を対象に行われます。

薬の開発に欠かせない臨床試験（治験）の参加者とは、どんな人たちなのでしょう。まず、健常者を対象にする第1相臨床試験の参加者について説明しましょう。

この第1相臨床試験の参加者は「治験ボランティア」と呼ばれます。

新薬の開発に貢献するために、いまだ人間での安全性や効果が検討されていない「薬の候補となる物質」を、自らの意思で飲もうという人たちです。

この後紹介するフランスやイギリスの事件のように重大な副作用が起きるかもしれませんん。そうした危険を承知で自ら参加するわけですから、社会貢献度がきわめて高いボランティアのひとつといえるでしょう。

ただ、呼び名はボランティアですが、現実は少し違った面があります。「負担軽減費」といって、参加者にお金が支払われるからです。多くの治験は施設に泊まり込みで、24時間拘束を受けます。その負担の軽減のために支払われるお金という位置づけです。2泊3日で6万〜8万円、7泊8日で14万〜20万円というのが相場のようです。

ネットで治験ボランティアを募集するサイトがあります。のぞいてみると、ちょっと心配な面があります。

「動物を用いた試験で、効果と安全性が確認されたものだけが新しい薬の候補となり、人による臨床試験に入ります」などと書かれているページがあります。動物で安全なものが人間で安全かどうかわからないからこそ治験が必要になるのであって、この説明は誤解を生む可能性があります。

ただ、危険性を強調しすぎると参加者がいなくなって治験が実施できなくなるのも問題で、難しいところです。

臨床試験では健康な人が死ぬこともある

治験ボランティアの問題は２０１６年1月にフランスで行われた「第1相試験」で起こった事件をみれば明らかです。

それは精神科領域の薬物の第1相試験でした。１２８人の健康な成人を対象として、そのうち90人に薬の候補となる物質が投与されました。投与量が少ないところで問題はなかったのですが、量を増加させ、最高用量になったところで、６人に入院が必要になるような重大な副作用が起き、１人が死亡したのです。

◎多くの善意で成り立つ

新しい薬の開発に際して、このような事故をできる限り減らすような努力が必要なのはもちろんですが、どうやっても避けられない面があります。

このような事故がないようなら、最初から患者に使えばいいだけのことです。こういうケースが起こるので臨床試験が必要なのです。

新薬の開発は、自分が犠牲になる可能性を知った上で治験に参加して、新薬の開発に貢献しようとする多くの人たちの上に築かれているのです。かつて日本の治験は、大学病院などだけで行われてきましたが、最近は、クリニックレベルでも行われるようになっています。このことは医師だけでなく、治験に参加される方、その恩恵を受ける患者さんも決して忘れてはいけないと思います。

臨床試験は事故を想定しておかなければならない

臨床試験での事故は、他にもいくつか報告があります。２００６年、イギリスで抗がん剤の候補であった物質の第1相臨床試験でも起こりました。

被験者8人のうち、薬物投与を受けた6人の治験参加者全員が、多臓器不全で集中治療室に入室、このうち5人は回復したものの、1人は20日後も重症の状態のままという、臨床試験の歴史に残る事故のひとつです。

このような事故の報告があると、「臨床試験は行うべきではないのでは」と考える人がいるかもしれません。しかし、臨床試験を行うからこそ、こうした物質が市場に出回る前に止めることができたわけです。重要なのは臨床試験の中止ではなく、倫理的・科学的に行うことです。つまり、参加者に十分な情報提供がなされた上で同意が得られ、臨床試験の参加者の被害を最小限にとどめること、さらに、こうした臨床試験での事故の情報が開示されることです。

この臨床試験では、2分ごとに被験者に物質が投与されています。さまざまな重篤な症状が投与から短時間で起きていることからすると、数時間ごと、あるいは1日ごとに投与していくような方法を取れば、2人目以降の被害は避けられた可能性が高いと思われます。こうした被害が起きることをきちんと想定し、その被害を最小限にとどめる取り組みが重要です。

前回と今回で取り上げた2つの〝事件〟は、ある程度情報が公開されていますが、闇に葬られた事故があった可能性もあります。もっとも恐ろしいのは、表には出てこないケースかもしれません。

治験データ解析不足で副作用——日本の臨床試験での〝大事件〟

これまで、イギリスとフランスにおける臨床試験にまつわる事故を紹介しましたが、今回は日本での事件です。

1993年、帯状疱疹の治療薬「ソリブジン」を服用した患者が、発売後1カ月で15人死亡するという大事件が起こりました。

ソリブジンと併用された抗がん剤との相互作用のために、抗がん剤の濃度が上昇、抗がん剤の副作用が強く出現し、死亡に至ったことが今では判明しています。

この併用による危険な副作用の出現は、治験の段階では残念ながら把握されませんでした。しかし、その発見の糸口は少数の患者を対象に行われたソリブジンの第2相臨床試験の論文に示されていたことがわかります。

この試験では77人の帯状疱疹患者にソリブジンが投与され、その10日後に1人の死亡が報告されています。これを受け、論文内には「抗がん剤（UFT）、抗エストロゲン剤が投与されていたことなどより、ウイルス感染あるいは抗がん剤等の併用薬剤による影響、乳がんの転移、再燃など種々の原因が考えられたが……」と書かれています。

しかし、その後には「直接の原因は不明であった」とし、論文の結論として「高い安全性が確認された」とあります。

さらに、事件が起きた後の調査で、さらに多くの患者を対象とした後期第2相試験の段階でも、2人の死亡が確認されたことが判明し、動物実験でもソリブジンと抗がん剤の相互作用による実験動物の死亡を示すデータが明らかになるなど、情報が公開されたのです。

もし、この情報が十分吟味されていれば、副作用は防ぐことができたものだったことが明らかになります。

「メーカーはデータを隠蔽しているかもしれず、治験の死亡例はまず副作用を疑え」肝に銘じたいものです。

帯状疱疹の治療薬「ソリブジン」——本当の効果を検証する

帯状疱疹の治療薬「ソリブジン」は抗がん剤との併用により多くの患者の死亡を引き起こし、発売後間もなく市場から姿を消しました。本項ではその効果について考えてみましょう。この薬は抗がん剤の併用さえなければ、安全で効果の高い薬だったかもしれないからです。そのために注目したのが、前項で取り上げた第2相臨床試験の治験として行われた実験です。

226人の帯状疱疹の患者さんに対し、プラセボ（偽薬）を対照として1日の薬の投与量が「30mg」「150mg」「300mg」の3グループの効果を、投与終了時の7日目と、試験終了時の3週間目で比較・検討しています。

その結果も意外なものでした。1週間のソリブジン投与直後において、疼痛の消失率はプラセボ群で16・7％に対し、30㎎群で30・8％、150㎎群で40・0％、300㎎群で30・8％とソリブジン群で高い傾向にあります。

それに対し、3週間後ではプラセボ群でも58・3％で疼痛が消失、30㎎群の63・5％、150㎎群の78・2％、300㎎群の59・6％と、ほとんど差がないという結果になっています。

「早期には効果が認められるものの、最終的にはほとんど差がない」という結果ですから、前回示した治験参加者1人の死亡が、もし薬剤と関係しているとすれば大変なことです。実際に保険薬として認可する前に、ここで治験そのものの中止を検討すべき結果のようにも思えます。治験を続けるとしても、前回の試験での1人の死亡が本当に薬の影響でないかどうか、徹底的に吟味される必要があるでしょう。

この事件は、保険薬として使われるまでの治験のデータが、そのつど広く公表される必要を示していると思います。しかし、残念ながらその公表は義務付けられてはいません。ここにも大きな問題が放置されたままになっています。

動物実験から治験まで——数々のステップも事件の歯止めにならない

帯状疱疹治療薬「ソリブジン」は、第1相臨床試験において健常者での安全性が確かめられたあと、少数の実際の患者を対象とした初期第2相臨床試験で帯状疱疹患者を対象として1人の死亡者を出しました。にもかかわらず、ソリブジンと死亡の因果関係不明のまま放置され、臨床試験が続けられました。

そのあと薬の用量用法を決定するための後期第2相臨床試験が行われましたが、治療効果について偽薬と明確な差が出ませんでした。ところが、続く有効性、安全性を検討するための第3相臨床試験で「有効」「安全」とされ、保険薬として臨床の現場で抗がん剤を使っている患者の帯状疱疹に投与され、多くの死亡者を出すこととなりました。これが「ソリブジン事件」の事後的に確認できる大ざっぱな流れです。

しかし、治験段階では明らかにならなかった情報がその後も次々と判明します。実は治験以前に、ソリブジンと「5-FU」という抗がん剤との間の相互作用によって実験動物が死亡するという研究結果の存在が今では明らかになっています。さらに、後期第2相臨床試験ではソリブジン服用者で2人の死亡例があったこともわかりました。この第2相試験では死亡を報告する欄がなく、この2人の死亡者が報告されていなかったのです。

動物実験での抗がん剤との併用による危険、第2相臨床試験での計3人の死亡、さらには痛みに対するあいまいな治療効果。以上を考慮すれば、このまま保険薬としての認可には相当慎重でなければならなかったはずです。

動物実験、第1相の治験、2つの第2相の治験、さらには第3相の治験と、いくつもの段階があるというだけでは、こうした事件の歯止めにはならないことを示しています。

患者は新薬を期待するが治験の「偽薬」はハズレではない

「治験」は、健康な人を対象とした第1相試験に引き続き、患者を対象にした第2相臨床試験が行われます。むろん、患者さんの自発的な参加によって実施されます。

第2相試験では試験薬を飲む人たちばかりではなく、見た目では区別できない「偽薬」を投与される人たちが設定されるのが一般的です。

臨床試験に参加する患者さんとしては、「新薬の効果を期待して治験に参加するというのに、偽薬ではしようがない」「偽薬はハズレで新薬は当たり」、そんなふうに考えるのが普通のように思えます。しかし、必ずしもそうではありません。

◎「偽薬」はローリスク・ローリターン

治験に参加すると医療費がカバーされます。これは「偽薬」に当たっても同じです。「偽薬」は効果の面では期待できませんが、安全性の面では新薬よりはるかに上です。重大な副作用の危険を回避して、医療費の免除を得られるという意味では、ただハズレたというわけでもないのです。ローリスク・ローリターンというところです。

逆に新薬は、これまでにない治療効果を期待できる半面、副作用の危険も高い面があります。これはハイリスク・ハイリターンです。

そう考えると、どっちもどっちであることがわかります。どっちもどっちですから、偽薬を比較対照にすることは決して倫理に反することではありません。よくある二択問題です。

科学的には偽薬を飲む比較対照があることは重要で、倫理的でかつ科学的な臨床試験を担保するために偽薬群を設けるのは、大事なことなのです。

新薬の開発にも「ランダム化試験」は重要

治験をはじめ、臨床試験による効果の判定は、試験管内や動物実験から始まり、第1相から第3相にわたる人体実験を経て、ようやく確認されるものです。

特に第2相以降では、偽薬を比較群として設定して、より高い科学性を担保する仕組みになっています。しかし、ただ偽薬の比較群を設定するだけでは、科学性を十分担保しているとはいえません。

他の臨床試験同様、治験においても新薬と偽薬を飲むグループを分ける時には何の規則性もなく、デタラメにランダムに割り付ける必要があります。ある一定の人数を、コンピューターで発生させたデタラメな数字をもとに、「偶数は新薬」「奇数は偽薬」というように分けるのです。

このプロセスにより新薬／偽薬以外の背景が揃えられ、2つのグループの違いが新薬／偽薬の違いであると、科学性を高めて判断できるのです。ランダム化と偽薬の使用の2つは研究によって科学的な結果を得られるという点で、倫理的にも重要です。

夢の薬「オプジーボ」のホントの効果とは

従来の抗がん剤のようにがんに直接働きかけるのではなく、患者さんの免疫に働きかける「ニボルマブ」（オプジーボ）という新しい抗がん剤が話題になっています。抗がん剤治療を変える夢の薬などという人もいます。最後にその効果についての論文を紹介しましょう。

90％以上がステージⅣという転移のある末期の肺がんの患者を対象に、ニボルマブの効果を検討しています。標準薬ドセタキセル（タキソテール）を比較対照とし、ランダム化比較試験で、偽薬を使ってはいないものの生存期間を評価しているという質の高い研究です。

生存期間での比較であることを考えると、偽薬を使っていないことは大きな問題ではないと思われます。どちらの治療をしているかがわかっているとしても、生き死にの判断に影響はないからです。

結果を見てみましょう。平均の生存期間はドセタキセル群で9・4カ月、ニボルマブ群では12・2カ月と、後者で長いことが示されました。「なんだ3カ月か」と思われるかもしれません。一般的な感覚で「効果がある」というのは、末期がんも治ってしまって大部分が5年以上生きるというような状況でしょうが、残念ながらそのような効果は示されませんでした。

しかし、これはなかなかの結果です。「末期がんの死亡率を改善する」という効果を示した抗がん剤はほとんどないからです。

あなたが末期がんの患者だったとして「平均3カ月の延命効果があります」と言われたら、どのように感じるでしょうか。平均ということはもっと長くなる人もいれば、それほど伸びない人もいるわけです。実際にがんが消えてしまった人もいるのですが、292人中4人に過ぎません。44％の人はむしろ進行しています。またまた難しい問題ですね。

"3カ月の延命"の是非――新薬は副作用の点でも優れているか

新しい抗がん剤「ニボルマブ」（オプジーボ）の話題を続けます。平均3カ月の延命効果があるということでしたが、副作用が強い場合は「寿命が延びた3カ月は結局、寝ているだけ」ということです。それでは困ります。

そこで、副作用のデータについて見てみましょう。全体では、標準的な抗がん剤「ドセタキセル群」で88％、「ニボルマブ群」で69％と、両群とも高い割合で副作用が見られています。抗がん剤治療においては、副作用を経験しない人のほうが少ないのです。

ただ、この中には検査所見のみの異常で、まったく症状がないような軽症なものも含まれます。重症な副作用で2つのグループにどんな差があるかどうかも見てみましょう。

この論文では副作用を5つのグレードで判定しています。入院の必要や、日常生活に重大な制限が生じる副作用（グレード3）と、生命を脅かす危険があり、即座に治療を必要とするような副作用（グレード4）を合わせた重症なものでは、ドセタキセル54％に対し、ニボルマブ10％と格段に少なくなっていることが示されています。

新薬ニボルマブは、単に3カ月の延命効果があるだけでなく、日常生活を制限するような重大な副作用や、命に危険を及ぼすような副作用も大幅に少ないというのが論文結果です。

患者さんの「もう一度、どこか思い出の場所にでも1～2カ月旅行に行きたい」というような最後の希望が、ニボルマブによってかなえられるかもしれません。そう考えれば、3カ月の延命というのも、あながち短いともいえないのではないでしょうか。

100㎎で27万8000円――新薬「ニボルマブ」の驚くべき値段

延命効果があり、従来の抗がん剤より副作用も少ない新薬「ニボルマブ」（オプジーボ）ですが、大きな問題が生じています。

抗がん剤はもともと高価なものが多く、論文において比較対照として使われた「ドセタキセル」（タキソテール）の値段は80㎎で5万2853円。体表面積1平方メートルあたり60㎎の使用とすると、165センチ、65㎏の患者さんでは100㎎程度必要となり、おおよそ1回6万5000円。3週間ごとにこれだけの薬代がかかることになります。

もちろん大部分は健康保険の高額医療費でカバーされますから、ほとんどは公費負担です。さらにはジェネリックという安価な同じ薬剤が出ていますから、さらに負担を減らすことができます。

それに対して、ニボルマブの値段は100㎎で発売当初72万9849円、2018年の改定後も27万8000円と高額です。桁数の書き間違いではありません。ドセタキセルの5倍以上です。

体重1㎏あたり3㎎の使用ですから67㎏の私では200㎎程度使用することにな

り、50万円くらいが1回の値段になります。肺がんの場合、これを2週間ごとに使うため、月に100万円、1年では1000万円以上の薬代がかかることになります。ニボルマブにも健康保険が適用されますから、大部分は公費の負担となります。我々が支払う健康保険料がここにつぎ込まれるわけです。

皆さんはこの値段についてどのように思われるでしょうか。

超高額な新薬「オプジーボ」の値段はどう決められたのか

「ニボルマブ」（商品名オプジーボ）のすさまじい高薬価について紹介しましたが、これはいったいどのように決められたのでしょうか。

ニボルマブは、もともと手術不能な悪性黒色腫という皮膚のがんに対する薬として、平成26年に保険適用が認められました。悪性黒色腫は日本人には比較的珍しいがんで、当初の年間使用患者は500人と推定されていました。

その少数の患者を対象にした治療として、何万人にも使われるという状況を想定せずに決定された薬価です。ただ、そうはいっても年間500人に3000万円の治療で計150億円がかかるというわけで、これでも大した金額です。

それでは、この当初の薬価がどのように決められたのか見てみましょう。平成26年の薬価収載時の資料によれば、ニボルマブ100㎎では、「製品総原価45万9778円、営業利益17万55円、流通経費4万5953円、消費税5万4063円」となっており、製品総原価、つまり研究開発費や薬そのものを作る費用が突出して高いことがわかります。

肺がん患者に対して保険が認められた今、対象患者は年間数万人にも上ります。使用される患者数を2万人としても、1人あたり3000万円かかるとすれば、薬剤費用だけでも全体で年間6000億円という巨大な額になります。この高薬価は他のがんにも保険適用が認められるのに従って引き下げられたものの、患者の増加分ほどは引き下げられておらず、いまだ27万8000円もするというのは先に書いた通りです。

厳しい抗がん剤治療――途中でやめた「脱落者」をどう扱うか

抗がん剤の治療は、副作用の影響などで継続が困難になり、最後まで完遂できる人が一部であったりします。ニボルマブ（オプジーボ）の臨床試験で、どれくらいの割合で治療を中止した人がいるのかを見てみましょう。

ニボルマブ群では一番少ない人で1回の投与で終了、最大は52回の治療を受けています。中央値は6回の投与で、予定の治療を90％以上受けることができた人が83％となっています。抗がん剤としてはかなり高率に治療が継続できています。

それに対し、ドセタキセル（タキソテール）群においては、66％と少なくなっています。治療を継続することができなかった理由は、どちらのグループにおいても副作用だったとのことです。ニボルマブ群の方が最後まで治療を続けられた人が多く、患者にとっても優しい治療だったということでしょう。

ニボルマブ群の方が「3カ月長生き」という結果は、前記の治療が継続できなかった人も含めて分析されています。

つまりニボルマブ群は10％弱の人が、ドセタキセル群では30％以上の人が〝予定通りの治療を受けていない状況〟で効果が調べられているのです。そのため、ドセタキセルで治療ができた人に限って分析すれば、ニボルマブとの差はもう少し小さいのかもしれません。

しかし、治療を最後まで受けられた人たちだけで比べるよりは、最初に治療を始めた人すべてで比較した方が、臨床現場でのリアルな効果を見ることができます。このすべての人を含めて分析する方法を「治療意図に基づく解析」と呼び、臨床試験の分析はまずこの方法で行われるのが標準です。

8

最終章　かっけの歴史に戻って

最後にもう一度「かっけ」に戻って書いておきたいことがあります。「かっけの論争」は、「事実が論理を打ち倒せなかった不幸な歴史」、あるいは「王道である東大医学部が邪道である高木兼寛や鈴木梅次郎を抑圧し続けた暗黒の歴史」として振り返られるわけですが、緩和ケアを見ても、コレステロールやビタミンCやD、βカロテン、糖尿病を見ても、同様な不幸が延々続いていることがわかります。

ただ、かっけと違う点は、事実によって支えられた有効な治療が普及しないという状況だけでなく、逆に論理によって支えられているだけの無効な治療が、いくら無効だという事実が示されても、延々続けられるということです。

そこから抜け出すためには、医学研究を科学的に批判できるかどうかが重要で、その批判のポイントを、生存率のデータの読み方や治験と呼ばれる医学研究を例に解説してきました。

しかし、そこで示されたことをざっくりまとめれば、明治から平成も終わりの現代にかけて、多くの医学研究は適正に行われなかったり、適正に伝えられなかったり、適正に使われなかったり、同じことの繰り返しという身もふたもない現実です。医学研究を批判するだけでは、決して変わることのない事実が示されているのです。まさに「論理より事実」です。

明治時代の東大医学部、高木兼寛の対立は、１００年もたてば当然高木兼寛の勝利に終わるという結末を予想するわけですが、事実はそうではありません。王道はいつまでたっても王道、邪道はいつまでたっても邪道なのです。平成末期の21世紀に入っても、高木兼寛が創設した慈恵医大が論理重視の東大に取り込まれ、事実より論理を重視してディオバン事件を引き起こすという絶望的な現実です。

この絶望を抜け出すためにどんな解決方法があるのか、この１００年では解決方法は見つからなかったくらい、これは困難な問題である、ということが事実として示されています。そうなるとまず私にできることは、今をきちんと認識するということかもしれません。

私はこの今の状況を、「論理より事実」でもなく、「邪道から王道」でもなく、あらためて以下のようにまとめたいと思います。

「医学は進歩したが、医者は進歩していない」

森鷗外、医者・森林太郎と自分を比べれば、そんなことは明らかです。高木兼寛と比べても同じです。１００年前の森林太郎も、高木兼寛も、現在の自分よりはるかに優秀です。それほど医者自身は進歩していない。個々の医者で見れば退化しているくらいです。

そんな今の医者から見ても優秀な森林太郎も事実を見誤り、高木兼寛も論理を見誤るのですから、現在の医師が間違えるのは当然のことでしょう。

医学の進歩に対して、医者自身は少しも進歩していない、まずその事実をきちんと認識するのが、スタートです。

医学が進歩したところで、医学研究を行う医者も、それを利用する医者も進歩していないために、とにかく医療も間違うのを避けがたい。それは明治も今も変わらない。その現実認識を確認して、本書を閉じたいと思います。

お付き合いありがとうございました。

本書は日刊ゲンダイの連載「医療数字のカラクリ」（２０１４年10月8日～２０１６年7月7日）
「数字でわかる医療の真実」（２０１６年7月12日～２０１８年1月30日）に加筆、修正を施し、
図版を加え単行本としてまとめました。

名郷直樹　なごう なおき

1961年名古屋市生まれ。自治医科大学卒業。作手村国民健康保険診療所で12年間勤務。その後、地域医療振興協会の地域医療研修センターおよび東京北社会保険病院臨床研修センターのセンター長を経て、2011年に東京・国分寺市に武蔵国分寺公園クリニックを開院、同院長。

地域家庭医療センター長として、あらゆる健康問題に対処するプライマリ・ケアに従事。また、20年以上にわたりEBM（エビデンスに基づく医療）を実践するEBMの第一人者。専門は地域医療、臨床疫学。

著書に、『病気と薬 ウソ・ホントの見分け方 ―家庭医があかす新しい医療情報』『65歳からは検診・薬をやめるに限る！ ―高血圧・糖尿病・がんはこわくない』（さくら舎）、『薬剤師のための医学論文の読み方・使い方』（南江堂）、『「健康第一」は間違っている』（筑摩選書）などがある。

検診や治療に疑問を感じている方！

医療の現実、教えますから広めてください!!

2018年8月21日発行

著　者　名郷 直樹

発行所　ライフサイエンス出版株式会社

〒103 - 0024 東京都中央区日本橋小舟町8 - 1

TEL 03 - 3664 - 7900（代）　FAX 03 - 3664 - 7734

http://www.lifescience.co.jp/

印刷所　三報社印刷株式会社

Printed in Japan

ISBN 978-4-89775-378-2 C0047